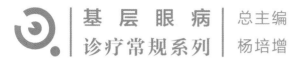

基层眼病 | 总主编
诊疗常规系列 | 杨培增

葡萄膜炎
分册

杨培增 陈 玲 著

U0388030

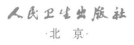

人民卫生出版社
·北 京·

图书在版编目（CIP）数据

基层眼病诊疗常规系列. 葡萄膜炎分册 / 杨培增，陈玲著. -- 北京 ：人民卫生出版社，2025. 3. -- ISBN 978-7-117-37633-4

Ⅰ. R771

中国国家版本馆 CIP 数据核字第 2025HS8162 号

人卫智网	www.ipmph.com	医学教育、学术、考试、健康，购书智慧智能综合服务平台
人卫官网	www.pmph.com	人卫官方资讯发布平台

基层眼病诊疗常规系列
葡萄膜炎分册
Jiceng Yanbing Zhenliao Changgui Xilie
Putaomoyan Fence

著　　者：杨培增　陈　玲
出版发行：人民卫生出版社（中继线 010-59780011）
地　　址：北京市朝阳区潘家园南里 19 号
邮　　编：100021
E - mail：pmph @ pmph.com
购书热线：010-59787592　010-59787584　010-65264830
印　　刷：人卫印务（北京）有限公司
经　　销：新华书店
开　　本：710×1000　1/16　　印张：16
字　　数：260 千字
版　　次：2025 年 3 月第 1 版
印　　次：2025 年 3 月第 1 次印刷
标准书号：ISBN 978-7-117-37633-4
定　　价：98.00 元

打击盗版举报电话: **010-59787491**　　E-mail: **WQ @ pmph.com**
质量问题联系电话: **010-59787234**　　E-mail: **zhiliang @ pmph.com**
数字融合服务电话: **4001118166**　　E-mail: **zengzhi @ pmph.com**

序

眼科疾病作为一类常见且多发的疾病,严重威胁着人民群众的视觉健康和生活质量。基层眼科医生,作为守护民众眼健康的先锋,肩负着不可替代的重要使命。面对基层医疗机构资源有限和条件制约的现状,我们深感责任重大,因此,精心策划并编写了这套"基层眼病诊疗常规系列"图书,旨在为广大基层眼科医生提供一套全面、系统、实用的诊疗指南。

本系列图书共计 12 个分册,涵盖了眼科领域的各个亚专科——葡萄膜炎,角膜结膜病,晶状体病,青光眼,玻璃体视网膜病,屈光不正及矫正,斜视弱视,神经眼病,眼外伤,眼睑、泪器、眼眶病及眼肿瘤,眼与全身病,以及眼科护理。每个分册均从病因、临床表现、诊断、鉴别诊断、治疗原则等方面进行了详细阐述,力求做到实用性、科学性、规范性的统一。

在丛书编写过程中,我们始终遵循以下原则:一是专家领衔,团队合作;二是注重实用,兼顾全面;三是立足基层,提高素质。编者团队由各亚专科领域的资深专家组成,他们不仅在临床实践中积累了丰富的经验,而且在学术研究上有着深厚的造诣。每位专家负责自己擅长的领域,尽心确保了丛书内容的专业性和准确性。这套丛书主要面向基层眼科医生、眼科研究生、眼科护士及眼科相关从业人员,内容丰富、深入浅出,既可作为基层眼科医生的培训教材,也可作为他们在临床工作中的得力助手。

在此,我要衷心感谢所有参与丛书编写的专家和同仁在临床、教学和科研工作中的辛勤付出,为这套丛书的编写提供了宝贵的经验和素材,使得这套丛书得以高质量地呈现在读者面前。同时,特别感谢人民卫生出版社对本书出版的大力支持,使得这套丛书得以顺利面世。然而,眼科知识更新迅速,加之编者时间和能力的限制,丛书难免存在不足之处,我们诚挚地期待广大读者提出宝贵的意见和建议,以便我们不断改进,更好地服务于基层眼科医生和眼病患者。

最后,我们衷心希望"基层眼病诊疗常规系列"图书能够成为推动我国基层眼科诊疗水平提升的重要力量,为广大眼病患者带来更多的光明和希望,为我国眼科事业的发展贡献力量。愿这套丛书成为基层眼科医生手中的明灯,照亮他们为患者服务的道路,共同守护人民群众的眼健康。

杨培增

2025 年元月

前言

葡萄膜炎作为一种临床表现多样、发病机制复杂且诊治具有挑战性的常见致盲性眼病，长期以来一直受到临床医生和研究人员的高度关注。作为"基层眼病诊疗常规系列"的重要组成部分，《葡萄膜炎分册》旨在为广大基层眼科医生提供一本实用、易懂且全面的葡萄膜炎诊疗参考手册。我们深刻认识到，葡萄膜炎的诊断与治疗不仅需要深厚的专业知识，而且要求医生具备丰富的临床实践经验，在资源相对有限的基层医疗环境中，这一点显得尤为重要。因此，我们希望通过这本书帮助基层医生提高对葡萄膜炎的认识，规范诊疗流程，提高基层医疗机构对葡萄膜炎的诊疗水平。

本书全面系统地介绍了葡萄膜炎的病因学、临床表现、诊断技术及治疗策略。为了帮助读者更直观地理解疾病特点，我们精心挑选并收录了大量临床病例图片。书中对于不同病因引起的葡萄膜炎的临床特征、可能出现的并发症、鉴别诊断及治疗策略都进行了详细的阐述。随着科技进步和对发病机制的深入研究，我们对于葡萄膜炎的认识也更加深入和全面。近年来，新型生物制剂和可局部注射的缓释剂植入物等先进治疗方法的出现，为葡萄膜炎的治疗带来了新的希望。本书对这些新兴治疗方法的适应证、禁忌证、药物副作用监测及治疗原则也进行了详细的介绍，并针对基层医疗条件，提出了切实可行的诊疗建议。在本书的编写过程中，我们始终坚持科学性、实用性和先进性的原则，力求确保内容的准确性和表述的清晰性，经过多次讨论与精心修改，这部著作最终得以呈现在大家面前。

本书的目标读者群体包括基层眼科医生、眼科专业学生，以及从事相关领域工作的医疗工作者。我们期望这本书能够成为他们日常工作中的得力工具，帮助他们在面对葡萄膜炎患者时，能够作出更加精确和有效的临床决策。

　　在本书的编写过程中,我们得到了许多专家和学生的大力支持和帮助,在此表示最衷心的感谢! 同时,我们也要向全国各地的葡萄膜炎患者表达最诚挚的感激,是患者的信任和坚持,为我们提供了不懈前进的动力。我们将继续秉承医者仁心,不断提升医疗技术水平,为患者提供更加专业化的医疗服务,成为他们重见光明的坚实支撑。我们深知,任何著作都难免存在不足之处,因此,我们诚挚地邀请眼科界的各位同道不吝赐教,提出宝贵意见,以便我们在后续的版本中改进和完善。最后,我们要特别感谢人民卫生出版社对本书出版的大力支持,以及所有为本书出版付出辛勤努力的编辑和工作人员。大家的共同努力使得这本书能够顺利面世,为葡萄膜炎的诊疗事业贡献一份力量。

杨培增　陈　玲

2025 年元月

目录

第一篇　葡萄膜炎总论

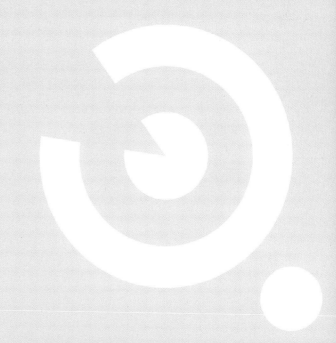

第一章
葡萄膜炎的概述及分类

一、葡萄膜炎概述

狭义概念指发生于虹膜、睫状体、脉络膜的炎症性疾病；广义概念指发生于葡萄膜、视网膜、视网膜血管及玻璃体的炎症疾病，与眼内炎症的概念相同。

前葡萄膜炎指发生于虹膜、前部睫状体的炎症，临床上包括虹膜炎、虹膜睫状体炎、前部睫状体炎三种类型；中间葡萄膜炎指发生于睫状体平坦部、玻璃体基底部的炎症性和增殖性疾病，典型表现为睫状体平坦部雪堤样改变和玻璃体雪球状混浊；后葡萄膜炎指发生于脉络膜、视网膜、视网膜血管的炎症性疾病，根据炎症原发部位，又分为脉络膜炎、视网膜炎、视网膜血管炎、视网膜色素上皮炎四大类，根据炎症的继发受累，又有脉络膜视网膜炎（脉络膜炎症累及视网膜）、视网膜脉络膜炎（视网膜炎症累及脉络膜）等类型。全葡萄膜炎指眼前段和眼后段同时或先后受累的炎症性疾病。

眼内炎指以玻璃体炎症为主要特征的疾病，在临床上多指细菌或真菌引起的炎症。感染性葡萄膜炎指结核分枝杆菌、麻风杆菌、梅毒螺旋体、伯氏疏螺旋体、弓形虫、弓蛔虫等引起的以葡萄膜炎、视网膜炎为主要特征的疾病。全眼球炎指累及整个眼组织和眼眶组织的感染性炎症。特发性葡萄膜炎指在临床上不能确定病因，也不能确定为特定类型的炎症，还应排除肿瘤所致的伪装综合征。特发性葡萄膜炎约占葡萄膜炎总数的50%。

二、葡萄膜炎分类

目前有多种分类方式，常用的有解剖位置分类、病因分类、炎症病理性质及临床表现、病程等分类。

（一）解剖位置分类

国际葡萄膜炎命名委员会将葡萄膜炎分为前、中间、后和全葡萄膜炎四种类型（图 1-1-1）。

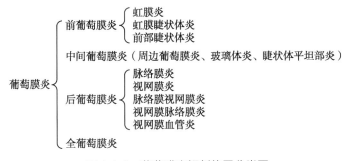

图 1-1-1 葡萄膜炎解剖位置分类图

1. **前葡萄膜炎** 主要表现为前房炎症细胞和角膜后沉着物（KP）。

2. **中间葡萄膜炎** 主要引起睫状体平坦部雪堤样改变和玻璃体雪球状混浊，也可出现前房细胞、KP 和视网膜血管炎。

3. **后葡萄膜炎** 主要表现为视网膜、脉络膜炎症病灶，视网膜血管炎和玻璃体混浊。

4. **全葡萄膜炎** 主要表现为前房炎症、玻璃体炎症病变和眼底病变。

（二）病因分类

根据病因可将葡萄膜炎分为感染性、非感染性和伪装综合征三大类。

1. **感染性葡萄膜炎** 指病原体引起的葡萄膜炎症或视网膜炎，常伴有玻璃体炎症。

2. **非感染性葡萄膜炎** 通常指免疫因素引起的炎症，包括特定类型的炎症（如青睫综合征、Fuchs 综合征）、伴有全身性疾病的炎症（如强直性脊柱炎伴发的葡萄膜炎）和特发性炎症。

3. **伪装综合征** 通常指眼内肿瘤或全身肿瘤眼内转移引起的在临床上类似葡萄膜炎的一类疾病。

（三）病程分类

根据疾病的自然病程可将葡萄膜炎分为急性炎症和慢性炎症，但在临床上往往根据炎症的表现、以往疾病复发情况来判断，而不是观察其自然病程后再判断。

1. **急性炎症** 是指炎症持续时间小于 3 个月。

2. **慢性炎症** 是指炎症持续时间大于 3 个月。

（四）病理性质和临床表现分类

根据炎症的病理性质和临床表现可将葡萄膜炎分为肉芽肿性炎症和非肉芽肿性炎症。应注意此种诊断主要是根据临床表现而作出的，并不是真正病理学上的"肉芽肿性"或"非肉芽肿性"炎症。

1. **肉芽肿性炎症** 通常起病隐匿，出现羊脂状 KP、虹膜结节或肉芽肿、玻璃体内雪球状或串珠状混浊、脉络膜肉芽肿，感染性葡萄膜炎多表现为肉芽肿性炎症。

2. **非肉芽肿性炎症** 表现为睫状充血、尘状 KP、大量前房细胞、玻璃体弥漫混浊、视网膜弥漫性水肿等。

第二章
葡萄膜炎的诊断

总体而言,葡萄膜炎诊断是临床诊断,即根据病史、临床检查及必要的辅助检查对绝大多数患者可作出正确诊断,仅有少数患者需要进行实验室检查以明确诊断。

一、葡萄膜炎病史询问

(一)地域分布

1. 我国是 Behcet 病和 Vogt- 小柳原田病高发区。

2. 眼弓形虫病、弓蛔虫病在欧美国家多见,但在我国少见。

3. 鸟枪弹样脉络膜视网膜病变见于白人,在我国尚无确诊病例报道。

4. 麻风多见于热带地区,目前在我国一些地区也有发生。

5. Lyme 病多发生于森林地区。

6. 结节病性葡萄膜炎在非洲裔和日本人中多见,在我国少见。

(二)家族史

1. 强直性脊柱炎及其伴发的急性前葡萄膜炎有遗传倾向,一个家庭可有多个患者。

2. Blau 综合征有遗传倾向。

3. Behcet 病、Vogt- 小柳原田病虽然有遗传因素参与,但同一个家庭出现多个患者的现象很罕见。

(三)年龄

1. **婴幼儿和少年儿童** 易发生 Blau 综合征、先天性梅毒、眼弓形虫病、眼弓蛔虫病、先天性病毒性葡萄膜炎、视网膜母细胞瘤所致的伪装综合征、白血病所致的伪装综合征、幼年型特发性关节炎、霜样树枝状视网膜血管炎、幼年型特发性葡萄膜炎、幼年型特发性视网膜血管炎、中间葡萄膜炎。

2. **青壮年** 易发生强直性脊柱炎伴发的葡萄膜炎、特发性急性前葡萄膜炎、Behcet 病、Vogt- 小柳原田病、交感性眼炎、Eales 病、青睫综合征、Fuchs 综合征、特发性葡萄膜炎等。

3. **老年人** 易发生特发性前葡萄膜炎、特发性中间葡萄膜炎、眼内淋巴瘤所致的伪装综合征、恶性肿瘤眼内转移所致的伪装综合征。

（四）性别

1. **男性** 易发生交感性眼炎、强直性脊柱炎伴发的急性前葡萄膜炎、Eales 病等。

2. **女性** 易发生幼年型关节炎伴发的葡萄膜炎、系统性红斑狼疮、幼年型特发性视网膜血管炎。

（五）个人史

1. 养狗、养猫或食用未煮熟的食物易引起眼弓形虫病、眼弓蛔虫病。

2. 不洁性接触史易引起梅毒性葡萄膜炎、获得性免疫缺陷综合征。

3. 长期使用免疫抑制剂易引起病毒性葡萄膜炎、真菌性眼内炎、巨细胞病毒性视网膜炎。

（六）全身病史

1. **口腔溃疡** 可见于 Behcet 病、炎症性肠病、梅毒性葡萄膜炎、反应性关节炎等。

2. **皮肤病变** 可见于 Behcet 病、梅毒性葡萄膜炎、病毒性葡萄膜炎、Lyme 病、银屑病、麻风。

3. **白癜风** 见于 Vogt- 小柳原田病、交感性眼炎。

4. **脱发** 可见于 Vogt- 小柳原田病、交感性眼炎及应用环磷酰胺、苯丁酸氮芥、硫唑嘌呤等患者。

5. **关节炎** 可见于强直性脊柱炎、幼年型特发性关节炎、Blau 综合征、类风湿性关节炎、反应性关节炎伴发的葡萄膜炎、银屑病性关节炎伴发的葡萄膜炎、炎症性肠病伴发的葡萄膜炎。

6. **肠道病变** 可见于 Behcet 病、炎症性肠病、反应性关节炎。

7. **中枢神经系统病变** 可见于 Behcet 病、Vogt- 小柳原田病、交感性眼炎、眼内 - 中枢神经系统淋巴瘤所致的伪装综合征、梅毒性葡萄膜炎、结核性葡萄膜炎、多发性硬化。

8. 呼吸系统病变　可见于结核性葡萄膜炎、结节病、Behcet 病、获得性免疫缺陷综合征、肉芽肿性血管炎、复发性多软骨炎。

9. 听觉系统病变　可见于 Vogt- 小柳原田病、交感性眼炎、复发性多软骨炎、肉芽肿性血管炎、Behcet 病。

10. 泌尿生殖系统病变　可见于梅毒性葡萄膜炎、反应性关节炎、Behcet 病等。

11. 淋巴结肿大　可见于结节病、Behcet 病、幼年型特发性关节炎、梅毒等。

（七）眼病史

1. 双眼交替发作的急性前葡萄膜炎　多为强直性脊柱炎伴发的急性前葡萄膜炎、特发性急性前葡萄膜炎。

2. 单眼发病　多见于 Fuchs 综合征、病毒性前葡萄膜炎、青睫综合征。

3. 疾病呈进行性进展且对糖皮质激素治疗无反应　多见于真菌性眼内炎、细菌性眼内炎、多种恶性肿瘤所致的伪装综合征。

4. 感冒样前驱症状　见于 Vogt- 小柳原田病、Behcet 病、病毒性葡萄膜炎、一些感染性眼内炎。

5. 眼红、眼痛、畏光流泪　常见于急性前葡萄膜炎、葡萄膜炎引起继发性眼压升高（继发性青光眼）、角膜葡萄膜炎、巩膜葡萄膜炎、巩膜炎。

6. 视力明显下降、视物变形、闪光感　多见于 Vogt- 小柳原田病、交感性眼炎、后巩膜炎、Behcet 病、多种类型脉络膜炎、视网膜炎。

7. 周期性眼压升高　见于青睫综合征。

8. 缓慢进展的视力下降、眼前黑影　多见于 Fuchs 综合征及慢性前葡萄膜炎所致的并发性白内障。

二、眼部检查

眼部检查对诊断非常重要，尤其是葡萄膜炎这类疾病，病因种类甚多，一些细节特征性改变往往提示疾病的诊断，对于临床医生而言，提高眼科检查的基本功非常重要。

（一）视力改变

1. 视物模糊　见于前葡萄膜炎、Fuchs 综合征、青睫综合征、眼后段炎症但未累及后极部的患者。

2. **视力下降** 轻度视力下降见于前葡萄膜炎、前巩膜炎;明显或严重的视力下降则常见于严重的前葡萄膜炎、后葡萄膜炎或患有并发性白内障、继发性青光眼的患者。

3. **不可逆的视力下降** 见于葡萄膜炎所致的视神经萎缩、视网膜萎缩、视网膜广泛血管闭塞、眼球萎缩。

(二)眼压改变

1. 葡萄膜炎可引起眼压升高或降低。

2. 眼压升高相对多见

(1)眼压升高的机制有多种,如炎症细胞或渗出物堵塞房角、小梁网炎症、虹膜全后粘连、虹膜广泛前后粘连、大范围的房角粘连或硬化等。

(2)易引起眼压升高的葡萄膜炎类型有青睫综合征、病毒性前葡萄膜炎、伴有虹膜全后粘连的各种类型葡萄膜炎、弥漫性前巩膜炎、急性视网膜坏死综合征、Vogt- 小柳原田病的后葡萄膜炎期、Fuchs 综合征。

3. 眼压降低相对少见

(1)眼压降低多是由纤维膜状物的牵拉导致睫状体脱离、慢性炎症导致睫状体功能降低或丧失而引起,严重者出现眼球萎缩。

(2)急性前葡萄膜炎可引起眼压轻度降低。

(3)眼压降低主要见于幼年型特发性关节炎伴发的葡萄膜炎、Blau 综合征和各种炎症难以控制的顽固性葡萄膜炎。

(三)眼睑改变

1. **眼睑肿胀** 多见于严重的巩膜炎、眼内炎、严重的急性前葡萄膜炎。

2. **眼睑、额部疱疹** 见于眼带状疱疹及伴发的前葡萄膜炎。

3. **眼睑白癜风、白眉毛、白睫毛** 见于 Vogt- 小柳原田病、交感性眼炎。

4. **眼睑溃疡、皮疹、红斑等** 可见于结节病、梅毒、结核、银屑病等疾病伴发的葡萄膜炎。

(四)结膜改变

1. **结膜水肿** 见于严重的巩膜炎,偶尔见于 Vogt- 小柳原田病和急性严重的结膜炎。

2. **结膜炎**　可见于反应性关节炎、强直性脊柱炎伴发的葡萄膜炎、梅毒性葡萄膜炎、病毒性前葡萄膜炎等。

（五）巩膜改变

1. **浅层巩膜表层血管充血**　多呈局部充血,10% 去氧肾上腺素点眼可使充血的血管收缩,此种充血见于表层巩膜炎,巩膜炎也常伴有此种充血。

2. **深层巩膜表层血管充血**（图 1-2-1）　可局限于一个象限或呈弥漫性,10%去氧肾上腺素点眼对充血无影响,见于前巩膜炎和全巩膜炎。

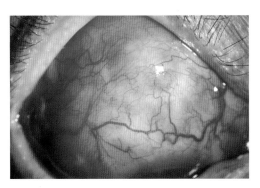

图 1-2-1　巩膜炎患者的深层巩膜表层血管充血

3. **巩膜结节**（图 1-2-2）　多为单个结节,常位于睑裂角膜缘附近,是结节性巩膜炎的特征性表现。

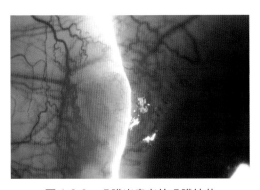

图 1-2-2　巩膜炎患者的巩膜结节

4. **巩膜坏死**　表现为无血管坏死斑,呈局限性腐烂、脱落,周围血管充血,见于坏死性巩膜炎。

5. **巩膜局限性发蓝**（图 1-2-3） 往往是巩膜变薄、透明度增加所致，多见于慢性复发性前巩膜炎。

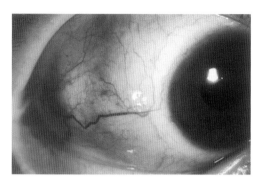

图 1-2-3 巩膜炎患者的部分巩膜蓝色变化

6. **巩膜葡萄肿** 呈局限性巩膜突起，突起处可透见睫状体或脉络膜，见于反复发作的前巩膜炎。

7. **巩膜透照异常** 视网膜色素上皮、脉络膜色素严重脱失时，在裂隙灯检查时，将光带打在瞳孔区可见到巩膜透出的光亮，见于病史长的 Vogt- 小柳原田病、交感性眼炎患者。

（六）角膜病变

1. **角膜带状变性** 常发生于角膜缘 3 点和 9 点附近，后期可发展为横跨角膜的带状变性（图 1-2-4），多见于幼年型慢性关节炎伴发的葡萄膜炎、少年儿童特发性前葡萄膜炎、Vogt- 小柳原田病等。

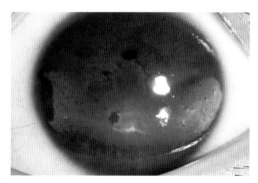

图 1-2-4 葡萄膜炎患者的横跨性角膜带状变性

2. **角膜基质炎**　多见于病毒性前葡萄膜炎。

3. **角膜内皮皱褶**　多见于急性前葡萄膜炎、老年性特发性前葡萄膜炎。

4. **角膜后沉积物（KP）**　有尘状、羊脂状、中等大小、色素性等多种类型。尘状 KP 多见于非肉芽肿性炎症；中等大小 KP 常见于 Fuchs 综合征、青睫综合征；羊脂状 KP 见于肉芽肿性葡萄膜炎；色素性 KP 多见于病毒性前葡萄膜炎和肉芽肿性葡萄膜炎消退期。

5. **角膜水肿增厚**　见于基质角膜炎、眼球萎缩的患者。

（七）睫状充血和结膜充血

1. **睫状充血**　指环角膜的充血，通常呈暗紫色，见于多种原因所引起的前葡萄膜炎、角膜炎和葡萄膜炎继发性眼压升高或青光眼。

2. **结膜充血**　指穹窿部结膜、远离角膜缘方向结膜的充血，见于结膜炎。

3. **混合充血**　指睫状充血同时伴有结膜充血，见于严重的前葡萄膜炎、眼内炎、病毒性前葡萄膜炎等。

（八）前房改变

葡萄膜炎引起的前房改变有前房闪辉、前房细胞、前房积脓、前房浮游物等。

1. **前房闪辉**　是指裂隙灯活体显微镜检查时发现的发白的光束（图1-2-5），亦被称为 Tyndall 征，是血-房水屏障功能破坏造成房水蛋白浓度增高所致。

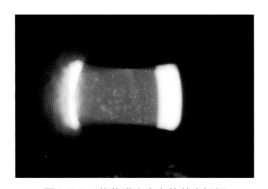

图 1-2-5　葡萄膜炎患者的前房闪辉

（1）葡萄膜炎命名标准化工作组将前房闪辉分为五级：

0级：无或可疑前房闪辉。

1+级:轻度的前房闪辉。

2+级:中等度前房闪辉,可以辨别虹膜和晶状体细节。

3+级:显著的前房闪辉,虹膜和晶状体细节难以辨别。

4+级:严重的前房闪辉,房水呈凝固状态,有大量纤维素性渗出。

(2)前房闪辉是前葡萄膜炎、中间葡萄膜炎、全葡萄膜炎的一个常见体征,但在眼压高、眼球钝挫伤、视网膜脱离、内眼手术后等情况下也可出现。

(3)仅有前房闪辉、没有前房细胞,提示前房炎症已消退,此时无须再使用糖皮质激素滴眼剂。

2. 前房细胞

(1)前房细胞有多种类型,如白细胞、色素细胞、肿瘤细胞,但临床上所指的前房细胞除非在指明的情况下均是指的房水中的白细胞。

(2)前房细胞是裂隙灯显微镜下观察到的大小均匀一致灰白色颗粒(图1-2-6)。

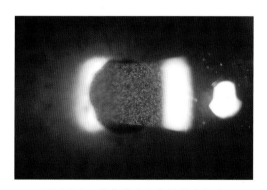

图1-2-6 葡萄膜炎患者的前房细胞

(3)葡萄膜炎命名标准化工作组将前房细胞分为六级:

0级:每视野细胞数少于1个细胞。

0.5+级:每视野细胞数为1~5个细胞。

1+级:每视野细胞数为6~15个细胞。

2+级:每视野细胞数为16~25个细胞。

3+级:每视野细胞数为26~50个细胞。

4+级:每视野细胞数大于50个细胞。

（4）前房细胞在房水中是游动的,因此前房细胞的多少通常是大致判断。

（5）前房细胞是炎症存在的重要指标,是糖皮质激素滴眼剂点眼的可靠指征。

3. 前房积脓

（1）前房中大量白细胞沉积于下方房角,形成肉眼可见的液平,被称为前房积脓。

（2）前房积脓有热性、寒性之分,前者指伴有睫状充血,后者指不伴有睫状充血。

（3）热性前房积脓常见,多见于 HLA-B27$^+$ 急性前葡萄膜炎、急性特发性前葡萄膜炎、强直性脊柱炎伴发的前葡萄膜炎、细菌性眼内炎、真菌性眼内炎等。

（4）寒性前房积脓主要见于 Behcet 病,偶可见于少年儿童葡萄膜炎。

（5）假性前房积脓是指肿瘤细胞或晶状体皮质沉积于前房内形成的类似前房积脓的液平,可伴有充血,也可不伴有充血。

4. 前房浮游物

（1）前房浮游物指在裂隙灯显微镜检查时发现的前房中游动的颗粒,在临床上一般指前房中纤维素渗出物、蛋白凝聚物。

（2）前房浮游物特别是前房纤维素渗出物和蛋白凝聚物的大量存在,往往提示前房有严重的炎症。

（九）虹膜改变

1. 葡萄膜炎引起的虹膜改变有多种类型,如虹膜后粘连、前粘连,虹膜膨隆、虹膜萎缩、脱色素、虹膜结节、虹膜新生血管等。

2. 虹膜后粘连 是葡萄膜炎常见的改变,尤其是多发生于慢性前葡萄膜炎的患者,虹膜 360° 后粘连可引起虹膜膨隆和眼压升高。

3. 虹膜前粘连（图 1-2-7） 相对少见,主要见于慢性前葡萄膜炎和全葡萄膜炎患者,广泛的虹膜前粘连常导致眼压升高。

4. 虹膜结节 包括 Koeppe 结节（瞳孔领结节）、Bussaca 结节（虹膜基质结节）和虹膜肉芽肿（单个大的结节）,Koeppe 结节和 Bussaca 结节表现为绒毛状和西米状,绒毛状结节见于非肉芽肿性炎症,西米状结节见于肉芽肿性炎症,虹膜肉芽肿仅见于肉芽肿炎症。

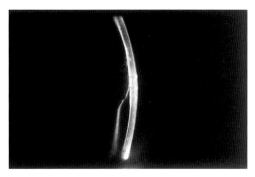

图 1-2-7　葡萄膜炎患者的虹膜前粘连

5. 虹膜肿胀　弥漫性肿胀见于 Vogt- 小柳原田病、交感性眼炎；不规则肿胀少见，可见于恶性肿瘤所致的伪装综合征。

6. 虹膜萎缩　萎缩范围大小不一，往往伴有脱色素（图 1-2-8），主要见于病毒性前葡萄膜炎、各种慢性前葡萄膜炎。

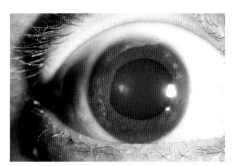
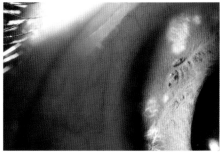

图 1-2-8　葡萄膜炎患者的虹膜萎缩及脱色素

7. 虹膜脱色素　可呈弥漫性脱色素，也可为不均一的脱色素，前者见于 Fuchs 综合征，后者见于青睫综合征、病毒性前葡萄膜炎、各种慢性前葡萄膜炎。

8. 虹膜新生血管　可见于伴有眼底新生血管的患者和虹膜完全后粘连的患者，常合并眼压升高。

（十）瞳孔改变

1. **瞳孔变形**（图 1-2-9）　由虹膜后粘连或前粘连引起，见于多种类型前葡萄膜炎、中间葡萄膜炎和全葡萄膜炎。

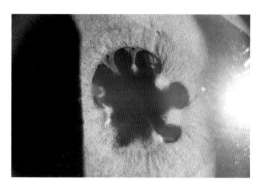

图 1-2-9 葡萄膜炎患者的瞳孔变形

2. **瞳孔移位** 多见于病毒性前葡萄膜炎和慢性前葡萄膜炎。

3. **瞳孔缩小** 见于急性前葡萄膜炎。

4. **瞳孔开大** 见于病毒性前葡萄膜炎,偶尔见于 Fuchs 综合征。

5. **瞳孔闭锁**(图 1-2-10) 指虹膜 360° 后粘连。

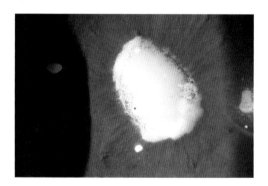

图 1-2-10 葡萄膜炎患者的瞳孔闭锁

6. **瞳孔膜闭** 指瞳孔区有膜状物覆盖,见于严重的急性前葡萄膜炎。

7. **瞳孔区反光异常** 黄白色反光见于真菌性或细菌性眼内炎,红色反光见于 Vogt- 小柳原田病、交感性眼炎。

（十一）房角改变

1. **房角粘连** 见于中间葡萄膜炎、前葡萄膜炎。

2. **房角结节** 见于肉芽肿性葡萄膜炎。

（十二）晶状体改变

1. 晶状体前囊色素或纤维素性沉着 见于急性前葡萄膜炎,虹膜后粘连被拉开后可遗留环状色素沉着或纤维素性渗出物,随着时间的推移,这些改变可消失。

2. 晶状体混浊 葡萄膜炎引起的多为后囊下混浊,后期晶状体变为全混浊。

（十三）玻璃体改变

1. 玻璃体炎症细胞 在裂隙灯显微镜检查或在 Hruby 镜照明下发现的大小相对均匀一致的灰白色颗粒,新鲜的细胞呈饱满圆润的白色颗粒,提示有活动性炎症;而陈旧性炎症细胞呈菱形或不规则形,分布不均匀,提示炎症处于消退期。

2. 玻璃体混浊 玻璃体中的炎症渗出物、炎症细胞、细胞碎片、细胞聚集物、蛋白凝聚物等均可引起玻璃体混浊。

（1）BenEzra 将玻璃体混浊分为六级,笔者挑选了六张图展示不同程度的玻璃体混浊(图 1-2-11)。

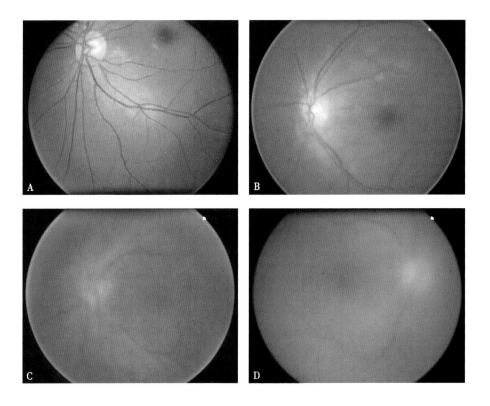

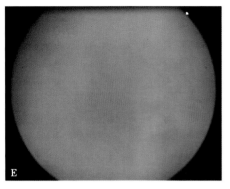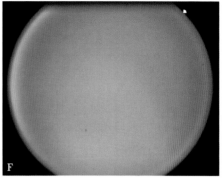

图 1-2-11 葡萄膜炎患者的玻璃体混浊分级（A~F代表玻璃体混浊1~6级）

（2）玻璃体雪球状混浊：是炎症细胞聚集而成，常见于下方玻璃体内，是中间葡萄膜炎的常见体征，雪球转状混浊呈串珠状排列，见于结节病性葡萄膜炎。

（3）玻璃体内黄白色团块状混浊：常见于细菌性或真菌性眼内炎。

（4）玻璃体内团块状、头屑样混浊：对糖皮质激素治疗无反应，特别是发生于年龄大的患者，应想到眼内淋巴瘤的可能性。

3. **玻璃体积血** 在葡萄膜炎中相对少见。

（1）反复的积血易伴发增殖性玻璃体视网膜病变。

（2）玻璃体积血可见于 Eales 病、Behcet 病性视网膜血管炎、特发性视网膜血管炎等类型。

4. **玻璃体增殖性改变** 是葡萄膜炎少见的一种表现。

（1）玻璃体增殖性改变常伴有增殖性视网膜病变。

（2）多见于 Eales 病、Behcet 病性视网膜血管炎、特发性视网膜血管炎。

（3）可合并牵拉性视网膜脱离。

（十四）眼底改变

1. **视网膜炎**

（1）表现为灶状黄白色视网膜病灶。

（2）活动性病灶常伴有玻璃体混浊和细胞浸润，可伴有出血，静止期则表现为萎缩病灶。

（3）眼内-中枢神经系统淋巴瘤可引起播散性视网膜病灶。

（4）视网膜炎多见于 Behcet 病、梅毒性视网膜炎、巨细胞病毒性视网膜炎等。

2. 视网膜坏死

（1）表现为灶状或大片状的视网膜坏死病灶，常有严重的玻璃体混浊，在静止期坏死的视网膜常被纤维胶质膜所取代。

（2）可伴有裂孔源性视网膜脱离。

（3）常见于急性视网膜坏死综合征、进展性外层视网膜坏死综合征、巨细胞病毒性视网膜炎、免疫功能低下的眼弓形虫病患者。

3. 视网膜血管炎

（1）视网膜血管炎可分为视网膜静脉炎、视网膜动脉炎和视网膜微血管炎。

（2）视网膜静脉炎（静脉周围炎）：常表现为血管迂曲扩张、血管鞘、血管变细、血管闭塞、视网膜水肿、出血等，见于 Behcet 病、Eales 病、霜样树枝状视网膜血管炎、巨细胞病毒性视网膜炎、结节病性后葡萄膜炎、系统性红斑狼疮等。

（3）视网膜动脉炎：主要表现有血管鞘、血管闭塞、视网膜出血等，主要见于急性视网膜坏死综合征、Behcet 病。

（4）视网膜微血管炎：眼底通常无明确病变，有时可见视网膜轻度水肿，常伴有玻璃体混浊，主要见于 Behcet 病、幼年型特发性视网膜血管炎、成人特发性视网膜血管炎。

4. 黄斑区病变

（1）葡萄膜炎可引起多种黄斑病变，如囊样黄斑水肿、黄斑洞、黄斑前膜、黄斑区浆液性视网膜脱离、脉络膜新生血管等。

（2）囊样黄斑水肿常见，多发生于视网膜炎、视网膜血管炎，偶尔可见于脉络膜炎患者。

（3）黄斑区浆液性视网膜脱离多见于 Vogt- 小柳原田病、交感性眼炎，以及累及视网膜色素上皮和脉络膜的炎症性疾病。

（4）黄斑区脉络膜新生血管主要见于 Vogt- 小柳原田病以及累及视网膜色素上皮、脉络膜的炎症，在视网膜血管炎尤其是幼年型特发性视网膜血管炎患者中，此种改变并不少见。

5. 视网膜脱离

（1）视网膜脱离分为三种：渗出性、裂孔源性和牵拉性。葡萄膜炎患者中这

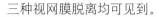

三种视网膜脱离均可见到。

（2）渗出性视网膜脱离常见于 Vogt- 小柳原田病、交感性眼炎和累及视网膜色素上皮和脉络膜的炎症。

（3）裂孔源性视网膜脱离见于急性视网膜坏死综合征、巨细胞病毒性视网膜炎等。

（4）牵拉性视网膜脱离见于 Eales 病、特发性视网膜血管炎、急性视网膜坏死综合征、眼弓蛔虫病等。

6. 视网膜萎缩

（1）视网膜萎缩可呈局灶性、多灶性或大片状。

（2）视网膜萎缩多见于 Behcet 病、巨细胞病毒性视网膜炎、急性视网膜坏死综合征。

7. 脉络膜炎

（1）脉络膜炎可为局灶性或弥漫性炎症，局灶性炎症见于多灶性脉络膜炎、鸟枪弹样脉络膜视网膜病变、结节病性葡萄膜炎、匐行性脉络膜炎、视网膜下纤维化葡萄膜炎综合征、多发性易消散性白点综合征等；弥漫性炎症常见于 Vogt-小柳原田病和交感性眼炎。

（2）脉络膜炎多表现为多灶性视网膜下黄白色病灶，活动性病灶边界模糊，可融合成大片状，静止期则表现为脉络膜视网膜萎缩病灶，常伴色素沉着。

（3）脉络膜炎可伴有视网膜色素上皮增殖、移行。

（4）脉络膜炎可出现肉芽肿结节，可是单个或多个。脉络膜和视网膜色素上皮水平的多发性肉芽肿性结节被称为 Dalen-Fuchs 结节，新鲜的结节边界模糊，有突起感，陈旧性结节则成为萎缩病灶，形成凿孔状外观。Dalen-Fuchs 结节常见于 Vogt- 小柳原田病和交感性眼炎。

（5）脉络膜炎可致脉络膜色素和视网膜色素上皮色素脱失，出现晚霞状眼底改变（图 1-2-12），严重脱色素则可透见巩膜，笔者将其称为意义上的晚霞状眼底改变。

（6）脉络膜新生血管（CNV）是脉络膜炎症的常见并发症，多发于黄斑区，也可发生于视盘旁及其他部位，可伴有出血，黄斑区的 CNV 常导致显著的视力下降。

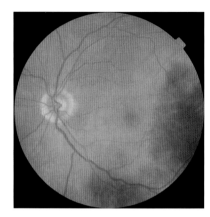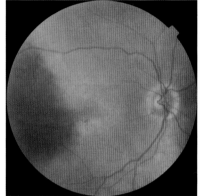

图 1-2-12　Vogt- 小柳原田病患者的晚霞状眼底改变

三、葡萄膜炎的辅助检查

眼科疾病的辅助检查有多种,在葡萄膜炎诊断和评价炎症部位、严重程度及治疗效果方面有重要价值的辅助检查包括超声生物显微镜检查(ultrasound biomicroscopy, UBM), 超声检查, 荧光素眼底血管造影检查(fluorescein fundus angiography, FFA), 吲哚菁绿血管造影检查(indocyanine green angiography, ICGA), 光学相干断层成像技术(optical coherence tomography, OCT), 视野检查和多焦视网膜电图(multifocal electroretinogram, mfERG)。一些全身的辅助检查, 如 X 线检查, 计算机断层摄影术(computed tomography, CT), 磁共振检查(magnetic resonance imaging, MRI)等对确定葡萄膜炎的病因或伴发的全身性疾病有重要价值。

（一）UBM

1. UBM　是利用 40 ~ 100MHz 超声频率在活体上进行的一种无创检查技术, 图像分辨率为 20 ~ 70μm, 探测深度 4 ~ 8mm。

2. UBM 主要用于评价角膜、前房和后房、虹膜和睫状体、周边脉络膜、玻璃体基底部、周边视网膜、前部玻璃体等部位的病变, 特别是对于眼科检查难以看到的后房、睫状体及附近的变化有独特的价值。

3. UBM 检查在葡萄膜炎患者可发现多种改变, 如虹膜前后粘连、前后房细胞、渗出物、虹膜睫状体肿胀、萎缩、玻璃体基底部渗出、周边脉络膜视网膜肿胀、脱离等。

（二）超声检查

1. 超声检查是利用超声波在人体组织中传播时吸收和反射形成的波形和光点图像来评价组织结构改变的一种无创性检查方法,其优点是不受屈光介质混浊的影响,因此对于易引起屈光介质混浊的葡萄膜炎这类疾病而言,B超是检查眼后段病变的一种常用而有重要价值的检查方法。

2. 超声检查包括A型超声、B型超声、C型超声、二维超声和彩色多普勒五种,在葡萄膜炎诊断和评价中应用较多的是A型超声检查和B型超声检查。

3. A型超声反映的是一维成像结果,主要用于评价病变不同纬度的大小及病变的特征;B型超声是反映的二维成像结果,它主要评价病变的位置和形状。

4. 超声在葡萄膜炎的诊断及评价中主要用于发现玻璃体混浊、视网膜脉络膜脱离及占位病变、玻璃体纤维增殖性改变、筋膜囊水肿(图1-2-13)、眼球壁钙化、眼球萎缩等。

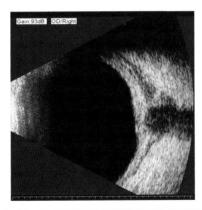

图1-2-13 B超显示后巩膜炎患者的筋膜囊水肿

（三）荧光素眼底血管造影检查（FFA）

1. 荧光素钠是一种无毒、不被人体吸收、以蓝光为激发光的染料,将其从肘前静脉注入后,再用特定的照相机连续拍摄,动态记录眼底血管变化,用于评价疾病的部位、性质、严重程度及治疗效果。

2. 葡萄膜炎在 FFA 检查时可发现强荧光、弱荧光和血管充盈异常。强荧光见于血管渗漏（图 1-2-14）、染料积存和染色以及窗样缺损；弱荧光见于出血、增殖改变、活动性炎症病灶、色素等所致的遮蔽荧光；血管充盈异常见于闭塞性视网膜血管炎、脉络膜血管闭塞、视网膜色素上皮和脉络膜毛细血管萎缩。

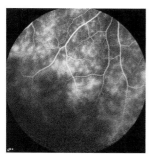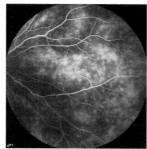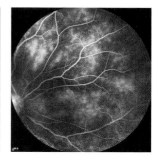

图 1-2-14　葡萄膜炎患者 FFA 检查显示视网膜微血管渗漏

3. FFA 主要用于评估视网膜炎、视网膜血管炎、囊样黄斑水肿、Vogt- 小柳原田病、交感性眼炎、视网膜新生血管、视网膜毛血管无灌注等改变。

4. FFA 的禁忌证包括有药物或食物过敏史、严重的肝肾功能不全、顽固性高血压、严重的心脑血管疾病等。

（四）吲哚菁绿血管造影检查（ICGA）

1. 吲哚菁绿是一种以红外光或红外激光为激发光源的染料，注入血管后通过实时摄像来动态评估脉络膜循环及脉络膜病变。

2. 吲哚菁绿造影可发现强荧光和弱荧光。强荧光见于脉络膜炎症导致的血管渗漏、脉络膜肉芽肿的吲哚菁绿染色以及脉络膜新生血管；弱荧光见于后期陈旧性脉络膜视网膜病变、神经上皮脱离（图 1-2-15）、脉络膜肉芽肿等。

3. ICGA 的禁忌证包括有碘过敏史、食物和药物过敏史、严重肾功能不全、肝功能不全和妊娠。

（五）光学相干断层成像技术（OCT）

1. OCT 是一种利用光对眼组织结构进行光学扫描的诊断技术，具有高分辨率、非侵入性、可重复检查等优点。

2. OCT 对后葡萄膜炎的诊断、评估病变的严重程度及治疗效果有重要价值。

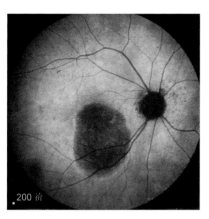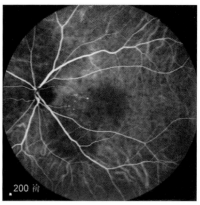

图 1-2-15　葡萄膜炎患者 ICG 检查显示陈旧性脉络膜视网膜病变和神经上皮脱离

3．在葡萄膜炎时可发现以下多种病变,如囊样黄斑水肿、黄斑洞、黄斑前膜、浆液性视网膜神经上皮脱离(图 1-2-16)、视盘肿胀、脉络膜新生血管、视网膜水肿、萎缩等。

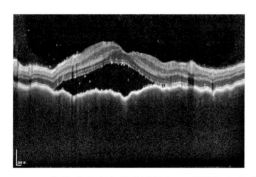

图 1-2-16　葡萄膜炎患者的浆液性视网膜神经上皮脱离

（六）视野检查

1．视野检查分为动态视野检查和静态视野检查两种类型。检查距注视点 30°内的视野被称为中心视野;检查距注视点 30°以外的视野被称为周边视野。

2．葡萄膜炎可引起多种视野改变,如中心暗点、视野缺损、管状视野、生理盲点扩大、敏感度降低等。

（七）多焦视网膜电图（multifocal electroretinogram，mfERG）

1．mfERG 是用计算机控制的刺激器刺激视网膜所得结果的数字、波形曲线、三维地图的形式表达结果,主要用于评估后极部视网膜的功能,具有客观、精确、灵敏的特点。

2. mfERG 常用于判断 Vogt- 小柳原田病、Behcet 病、特发性视网膜血管炎等多种累及黄斑区及附近的炎症性疾病。

3. 此种检查不适用于无固视能力、眼球震颤的患者。

(八)X 线检查

1. 眼部 X 线检查 用于判定怀疑眼内异物引起的炎症、视网膜母细胞瘤引起的伪装综合征。

2. 全身 X 线检查 适用于确诊结核、结节病、强直性脊柱炎等伴发葡萄膜炎的疾病。

(九)磁共振检查(MRI)

1. 颅脑及双眼 MRI 检查用于评价眼内 - 中枢神经系统淋巴病。

2. 此种检查对其他肿瘤所致的伪装综合征以及强直性脊柱炎也有重要的诊断价值。

四、葡萄膜炎的实验室检查

葡萄膜炎实验室检查大致可分为四大类:对疾病诊断有提示作用的实验室检查、对疾病诊断有确定作用的实验室检查、用于检测药物治疗副作用的实验室检查和用于研究的实验室检查。实验室检查的选择主要应根据患者的临床表现,而不应该是给予所谓的全套实验室检查。

(一)对诊断有提示作用的实验室检查

1. 抗 O、血沉异常往往提示葡萄膜炎合并有全身性疾病,应进一步检查予以确定或排除。

2. 白细胞计数增高提示两种可能:一种是感染,另一种是在使用糖皮质激素。

3. 血清血管紧张素转化酶和血清溶菌酶水平升高提示结节病存在。

4. 抗核抗体阳性见于幼年型特发性关节炎、系统性红斑狼疮。

5. 类风湿因子阳性提示类风湿性关节炎、幼年型特发性关节炎。

6. 抗中性粒细胞胞浆抗体阳性提示肉芽肿性血管炎、坏死性血管炎、炎症性肠病等。

7. 结核菌素皮试阳性或 γ- 干扰素释放试验阳性提示感染过结核杆菌（但不能确定是否患病，也不能确定是活动性还是非活动性）。

8. HLA-B27 抗原阳性见于血清阴性的椎关节病变。

9. HLA-B51 抗原阳性见于 Behcet 病，但 Behcet 病的诊断无须此种检查。

10. HLA-DR4、DRw53 抗原阳性，见于 Vogt- 小柳原田病，但该病的诊断无须此项检查。

11. 眼内液 IL-10 浓度升高和 IL-10/IL-6 大于 1 提示眼内淋巴瘤的诊断，但确诊仍需病理检查或其他检查。

（二）对葡萄膜炎诊断有确定作用的实验室检查

1. 眼内液中分离出病毒、细菌、真菌或发现肿瘤细胞可确定诊断，但眼内液检查仅适用于有适应证的患者，不应该应用于绝大多数葡萄膜炎患者。此外眼内液检测应遵循就地、尽快原则，长途运输、延时进行会大大降低试验的准确性。

2. 仅凭眼内液中抗弓形虫抗体、抗弓蛔虫抗体、抗病毒抗体检测不能确诊这些病原体引起的葡萄膜炎，如确诊则需测定血清和房水中抗病原体抗体、血清和房水中 IgG 浓度，利用以下公式计算：

$$\text{Witmer 系数} = \frac{\text{房水中抗弓形抗体效价}}{\text{血清中抗弓形抗体效价}} \times \frac{\text{血清 IgG 浓度}}{\text{房水 IgG 浓度}}$$

求出 Witmer 系数，如大于 4 一般可确定诊断，但也有不能确定诊断的情况。

眼弓形虫病、眼弓蛔虫病都有其临床特征，根据这些特征选择眼内液检测，求出 Witmer 系数以确定诊断。病毒性葡萄膜炎有其典型的临床特征，根据临床特征即基本上可以确定诊断，一般不需进行眼内液检测。

3. 梅毒血清学特异性抗体和非特异性抗体阳性对梅毒性葡萄膜炎诊断有重要价值，但应注意排除其他特定的葡萄膜炎类型。

（三）进行科学研究的实验室检查

1. 对葡萄膜炎患者的血液样本、白内障手术或玻璃体切除术中所取标本进行研究，有助于了解疾病的病理生理改变和发病机制。

2．进行研究性质的实验室检查应遵循四个原则，即伦理委员会批准、患者知情同意、不损害患者利益和不能收费。

（四）监测治疗中药物副作用的实验室检查

1．葡萄膜炎患者在接受全身糖皮质激素和／或其他免疫抑制剂治疗中应定期进行肝肾功能、血常规、血糖监测，以及时发现药物的副作用，并进行相应处理。

2．苯丁酸氮芥和环磷酰胺对生育有较大影响，男性患者在应用过程中应定期进行精液检查，女性在应用过程中应注意对月经的影响。

第三章
葡萄膜炎的治疗

一、概述

葡萄膜炎根据发病机制可分为三大类：创伤引起的炎症（如眼外伤后或内眼手术后前房炎症），免疫反应引起的炎症（占绝大多数）和各种感染所引起的炎症。基于不同的发病机制，对葡萄膜炎的治疗包括三大类药物：外伤性刺激主要通过花生四烯酸代谢产物引起炎症，对此种炎症可给予抑制花生四烯酸的药物，如糖皮质激素和非甾体抗炎药；免疫诱导的炎症则可用免疫抑制剂如糖皮质激素、其他免疫抑制剂和生物制剂；对于感染因素引起的炎症则应使用针对病因的抗感染治疗。此外，前房炎症往往引起虹膜后粘连、睫状肌痉挛，对此应给予睫状肌麻痹剂和扩瞳剂治疗。中医药是一座巨大的宝库，中医辨证施治，可以起到促进炎症消退、减少药物副作用等方面的效果。

葡萄膜炎治疗应遵循三个原则，即个体化原则、简单化原则和永久化原则。个体化原则是根据患者所患葡萄膜炎类型、年龄、体质、基础疾病、经济状况、对治疗的期望值等给予治疗；简单化原则是指能用点眼的就不要用注射的方法，能局部治疗的就不要全身用药，能用一种药物就不要使用两种药物；永久化治疗是指在治疗慢性葡萄膜炎时用科学的方法、适宜的治疗时间使炎症得到永久化控制，而不是着眼于短期内控制。

二、糖皮质激素

根据半衰期的长短，糖皮质激素分为短效制剂（半衰期 90 分钟）、中效制剂（半衰期大于 200 分钟）和长效制剂（半衰期大于 300 分钟）。常用的短效制剂为氢化可的松，常用的中效制剂为泼尼松，长效制剂主要有地塞米松。糖皮质激素在治疗葡萄膜炎中的给药方式有点眼、眼周注射、玻璃体腔注射或放置缓释装置和全身用药。

（一）糖皮质激素点眼

1. 常用的点眼制剂有 0.1% 地塞米松、0.125% 或 1% 的醋酸泼尼松龙和 0.1% 氟甲松龙。

2. 适应证　点眼制剂适用于各种原因所致的前葡萄膜炎、全葡萄膜炎、伴有前房炎症的中间葡萄膜炎、巩膜前葡萄膜炎、角膜葡萄膜炎和眼前段术后的前房炎症。

3. 禁忌证　包括病毒性树枝状角膜炎、溃疡性角膜炎、细菌性角膜炎、真菌性角膜炎，对角膜上皮损伤的患者要慎用或禁用。

4. 点眼频度

（1）急性严重的炎症：包括前房积脓、前房大量纤维素性渗出，可用 0.1% 地塞米松或 1% 醋酸泼尼松龙滴眼液点眼，最初可每 15 分钟～1 小时点眼 1 次，以后则逐渐降低点眼频度。

（2）中度炎症：可用 0.1% 地塞米松或 1% 醋酸泼尼松龙滴眼液点眼，每 4～6 小时点眼 1 次，根据炎症消退情况逐渐降低点眼频度。

（3）轻度炎症：可用 0.1% 氟甲松龙滴眼液点眼，每 6～12 小时点眼 1 次。

（4）只有前房闪辉无前房细胞者：无须使用糖皮质激素点眼剂。

5. 副作用

（1）眼压升高：特别是长期使用易引起此种副作用。

（2）感染性角膜炎症的复发。

（3）角膜上皮损伤或角膜伤口愈合延迟。

（二）糖皮质激素眼周注射

1. 眼周注射包括结膜下注射、前 Tenon 囊下注射、后 Tenon 囊下注射和球后注射。

2. 常用制剂有地塞米松磷酸钠（4mg/ml）、曲安西龙（25mg/ml、40mg/ml）。

3. 适应证

（1）结膜下注射：适用于前房积脓、前房大量纤维素性渗出的患者，或有角膜上皮损伤不宜频繁点眼的患者。

（2）前 Tenon 囊下注射：适用于顽固性前葡萄膜炎、单侧中间葡萄膜炎患者。

（3）后 Tenon 囊下注射：可用于单侧中间葡萄膜炎和单侧后葡萄膜炎，特别是伴有囊样黄斑水肿或视网膜血管炎的患者。

（4）球后注射：与后 Tenon 囊下注射的适应证相似。

4. 注射方法

（1）结膜下注射：将浸有局部麻醉药的棉片放在要注射的球结膜处 4 次，嘱患者向注射部位相反的方向注视，用显微有齿镊夹起结膜，将 30 号注射针头斜行穿过镊子夹起的结膜，至结膜下注射药物 0.3～1.0ml。

（2）前 Tenon 囊下注射：用前述方法麻醉后，按结膜下注射方法将 30 号注射针头刺入结膜下，紧贴眼球壁，将 0.5ml 药物注射至前 Tenon 囊下。

（3）后 Tenon 囊下注射：一般选择颞上象限或颞下象限注射，用前述方法麻醉后，一手提起眼睑，另一手将 25 号注射针头从穹窿部斜行刺入结膜下，紧贴眼球壁缓慢进针，并上下或左右摇摆，避免针刺入眼球内，将 0.5～1ml 药物注射到后 Tenon 囊下。

（4）球后注射：其作用与后 Tenon 囊下注射相似，但由于有较多的副作用，目前基本上不再使用。

5. 副作用

（1）晶状体后囊下混浊。

（2）眼压增高。

（3）结膜下出血。

（4）感染性角膜炎复发。

（5）局部白斑、结膜和眼球之间瘢痕形成。

（6）视网膜动脉闭塞。

（7）视神经损伤、视神经萎缩。

（8）筋膜炎、巩膜坏死或穿孔。

（三）糖皮质激素玻璃体内注射或放置缓释装置

1. **常用制剂**　有曲安西龙、Ozudex、Retisert 和 Yutiq。

2. **适应证**　主要适用于单侧顽固性非感染性后葡萄膜炎，特别是伴有囊样黄斑水肿的视网膜血管炎。

3. **曲安西龙**　玻璃体内注射剂量为 2～4mg/0.1ml，作用持续时间大概在 1

个月,一些患者可能需反复注射。

4. Ozudex 是一种含有 0.7mg 地塞米松,可缓释、可降解的玻璃体内植入物,作用时间为 2~4 个月,一些患者可能需重复植入。

5. Yutiq 是一种含有 0.18mg 的醋酸氟轻松的植入物,作用时间长达 3 年。

6. **副作用** 主要有晶状体后囊下混浊和眼压增高。

(四)糖皮质激素全身应用

1. 适应证 适用于非感染性中间、后和全葡萄膜炎,伴有全身免疫性疾病的葡萄膜炎,不宜用眼局部治疗的葡萄膜炎和一些少年儿童顽固性前葡萄膜炎。

2. 禁忌证 一般而言,对感染性葡萄膜炎不宜使用,但在有效抗感染治疗的前提下可给予适量的糖皮质激素治疗,以减轻炎症反应和组织损伤。

3. 给药方式和剂量

(1)一般选用口服方式,常用的药物为醋酸泼尼松龙,早晨顿服。但对于有高血糖、高血压患者可采用分次口服的方法。

(2)对葡萄膜炎一般没必要选用静脉冲击疗法。

(3)根据葡萄膜炎的类型不同,初始口服剂量有很大不同,对急性严重的炎症,可选用 0.6~1.0mg/(kg·d)的剂量,对慢性或少年儿童患者,可选用 0.4~0.6mg/(kg·d)的剂量。

(4)减药方式应根据初始剂量、葡萄膜炎的类型和患者对治疗的反应综合考虑。一般而言,剂量较大时,如初始剂量为 0.8~1mg/(kg·d),在炎症得到控制后可每 1~2 周减 2.5~5mg,成人的维持剂量为 15~20mg/d,维持治疗一段时间后再逐渐减量。

4. 治疗时间主要根据葡萄膜炎的类型而定,一些慢性炎症治疗时间通常较长,可达半年、1 年或更长的时间,而急性炎症则宜短期治疗,炎症消退后即应停药治疗。

5. 治疗中出现炎症复发则应考虑以下几个问题

(1)如是减量过快导致的,应重新加大剂量,再缓慢减量。

(2)如是感染性炎症,应立即给予针对性治疗,并减少糖皮质激素的用量。

(3)如是恶性肿瘤导致的,应请有关专科治疗。

(4)如患者对糖皮质激素不敏感,应加用其他免疫抑制剂。

（5）如出现不能耐受糖皮质激素的副作用，则应降低用量，加用或改用其他免疫抑制剂。

6.副作用

（1）Cushing 综合征：出现满月脸、水牛肩、四肢变细等改变。

（2）少年儿童生长发育迟缓。

（3）骨质疏松、股骨头坏死。

（4）消化道溃疡，甚至穿孔。

（5）高脂血症、高血压、高血糖。

（6）痤疮样皮疹、皮肤条纹（图1-3-1）。

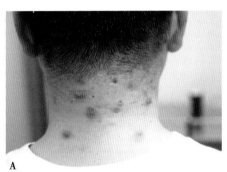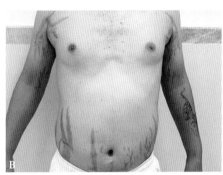

图1-3-1 葡萄膜炎患者使用糖皮质激素后出现的痤疮样皮疹（A）和皮肤条纹（B）

（7）头痛、失眠、烦躁，甚至精神异常。

（8）易发生病毒或真菌感染，肿瘤发生概率可能增加。

（9）伤口愈合延迟。

（10）眼压升高和晶状体后囊下混浊。

三、糖皮质激素以外的免疫抑制剂

糖皮质激素以外的免疫抑制剂包括环磷酰胺、苯丁酸氮芥、甲氨蝶呤、硫唑嘌呤、麦考酚酸酯、秋水仙碱等，每种药物的作用及副作用都不尽相同，在使用时应根据患者的具体情况选用合适的免疫抑制剂。

（一）环磷酰胺

1.环磷酰胺属氮芥类药物，主要通过抑制 DNA 合成而发挥对 T、B 淋巴细胞的抑制作用。

2. 适应证　主要是非感染性顽固性葡萄膜炎,如 Behcet 病、顽固性 Vogt-小柳原田病、交感性眼炎、肉芽肿性血管炎伴发的巩膜炎或巩膜葡萄膜炎、特发性视网膜血管炎等。

3. 给药方式及剂量　有口服和静脉注射两种给药方式,在治疗葡萄膜炎中,通常选用口服的方法,一般用量为 $1 \sim 2mg/(kg \cdot d)$。

4. 禁忌证　主要包括感染性炎症、获得性免疫缺陷综合征、骨髓抑制、孕期和哺乳期、少年儿童葡萄膜炎患者一般不宜使用。

5. 副作用　常见的有骨髓抑制、精子减少或无精子、月经紊乱或闭经、出血性膀胱炎,偶尔可引起肝、肾功能障碍,大剂量长期使用可增加感染和肿瘤发生的概率。

（二）苯丁酸氮芥

1. 苯丁酸氮芥属于氮芥类药物,作用与环磷酰胺相似,但作用较为温和和持久。

2. 适应证　与环磷酰胺相似。

3. 禁忌证　各种感染性葡萄膜炎或有活动性感染病灶者以及骨髓抑制者,对于少年儿童葡萄膜炎和有生育要求者要慎用,或在使用中应动态监测其对精子和月经的影响,孕期和哺乳期禁用。

4. 剂量及给药方式　口服给药,一般初始剂量为 $0.1mg/(kg \cdot d)$,待炎症得到控制时,可逐渐减量,维持剂量为 $2mg/d$。

5. 毒副作用

（1）一般而言,苯丁酸氮芥对生育的影响大于环磷酰胺,如按上述剂量服用三四个月以上可引起男性终身不育,对女性月经紊乱的影响也较大。

（2）其他副作用与环磷酰胺引起的相似,但严重程度似乎要比环磷酰胺引起的要轻一些。

（3）在治疗葡萄膜炎中尚未见到诱发肿瘤或继发感染的报道,但在大剂量长期使用时可能会增加感染和肿瘤发生的风险。

（三）环孢素

1. 环孢素是一种真菌代谢产物,主要通过抑制 Th1、Th17 细胞而发挥免疫抑制作用。

2. 适应证　主要包括 Behcet 病、Vogt- 小柳原田病、交感性眼炎、幼年型特发性关节炎伴发的葡萄膜炎、Blau 综合征、少年儿童葡萄膜炎、中间葡萄膜炎、鸟枪弹样脉络膜视网膜病变、特发性视网膜炎和视网膜血管炎、肉芽肿性血管炎、结节病性葡萄膜炎、非感染性巩膜炎和巩膜葡萄膜炎。

3. 禁忌证　各种感染性葡萄膜炎或有全身感染病灶者、明显肝肾功能异常者、顽固性高血压、有癫痫及精神病病史者、孕妇、哺乳期患者。

4. 用药途径及剂量　口服给药,常用初始剂量为 3～5mg/(kg•d),维持剂量为 2mg/(kg•d),治疗时间依疾病类型而定,慢性炎症通常需较长时间治疗。

5. 毒副作用　此药副作用主要有肝毒性、肾毒性、心血管毒性(引起血压升高)和神经毒性(震颤、诱发癫痫和精神分裂症),还可引起多毛、牙龈增生、皮肤色素沉着(图 1-3-2)、正常红细胞正常色素性贫血、男性女性化乳房、女性出现良性乳房增生、高尿酸血症、高胆固醇血症、血糖升高、继发感染等。

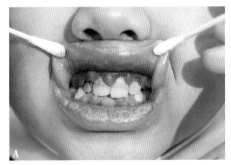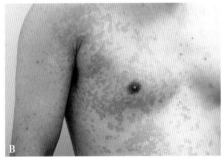

图 1-3-2　葡萄膜炎患者使用环孢素后发生的牙龈增生(A)和皮肤色素沉着(B)

6. 用药注意事项

(1)使用前应排除感染性疾病。

(2)应每1～2周查肝肾功能、血糖、血常规。

(3)多种药物可影响环孢素的代谢,在使用前应详细询问患者全身用药情况,以免影响治疗效果和引起毒副作用,特别是要注意两性霉素、酮康唑、万古霉素、非甾体抗炎药、增效磺胺甲基异噁唑等可增加环孢素的肾毒性。

(4)环孢素具有保钾作用,在治疗中应避免使用含钾药物或引起钾潴留的利尿药。

（四）甲氨蝶呤

1. 甲氨蝶呤是一种叶酸类似物，通过抑制 T、B 淋巴细胞发挥免疫抑制作用。

2. 适应证　主要适用于各种关节炎伴发的葡萄膜炎、各种顽固性非感染性葡萄膜炎及类风湿性关节炎等伴发的非感染性巩膜炎，是治疗眼内 - 中枢神经淋巴瘤的一种常用而有效的药物。

3. 禁忌证　感染性葡萄膜炎、明显肝肾功能异常、骨髓抑制者。

4. 给药途径及剂量　治疗葡萄膜炎通常用口服的方法，每周剂量 7.5~15mg，顿服；治疗眼内淋巴瘤，则应行玻璃体腔注射，每次 400μg（0.1ml），最初每周 2 次，连用 4 周，以后根据疾病控制情况降低注射频度。

5. 毒副作用　主要有肝毒性，可引起肝纤维化、肝硬化和肝坏死，骨髓抑制比较常见，主要引起白细胞减少和血小板减少，偶尔可引起肺毒性（肺炎或肺纤维化），也可引起胃肠道反应、肾功能衰竭、精子减少、月经紊乱。

6. 在治疗中应添加叶酸，以避免缺乏叶酸引起的贫血。

（五）硫唑嘌呤

1. 硫唑嘌呤是一种细胞周期特异性抗代谢药，通过抑制 T、B 淋巴细胞而发挥免疫抑制作用。

2. 适应证　主要是各种非感染性顽固性葡萄膜炎，如 Behcet 病、肉芽肿性血管炎伴发的葡萄膜炎及巩膜炎、交感性眼炎、Vogt- 小柳原田病及视网膜血管炎。

3. 给药方式及剂量　口服给药，初始剂量为 1~2mg/（kg•d），单次或分次服用。

4. 毒副作用　主要有骨髓抑制，表现为白细胞减少、血小板减少，偶尔可引起白细胞极度降低。其他副作用有胃肠道反应、肝功能异常、脱发，偶尔可致高敏感综合征（休克、发热、皮疹、胰腺炎、肝炎、肾功能衰竭）、继发性感染、间质性肺炎等。

（六）麦考酚酸酯

1. 麦考酚酸酯主要通过抑制核酸和蛋白质合成进而抑制 T、B 淋巴细胞的功能。

2．适应证　主要用于各种顽固性非感染性葡萄膜炎，包括 Behcet 病、Vogt- 小柳原田病、交感性眼炎、特发性视网膜血管炎、少年儿童葡萄膜炎以及对糖皮质激素不敏感的葡萄膜炎患者。

3．禁忌证　各种感染性葡萄膜炎、孕期、哺乳期患者禁用，不宜与硫唑嘌呤合用。

4．用药方式及剂量　口服给药，每天给予 10～30mg/kg，分 2 次服用。

5．毒副作用　主要有骨髓抑制、胃肠道反应、肝功能异常、高血压、高血糖、高胆固醇、低血钾症以及疲惫和虚弱。

（七）秋水仙碱

1．是一种抗炎药和有丝分裂抑制剂。

2．适应证　主要用于 Behcet 病性葡萄膜炎和痛风伴发的后葡萄膜炎。

3．禁忌证　禁用于肝肾功能不全、骨髓造血功能低下、严重心脏病、孕期、哺乳期患者。

4．给药方式和剂量　口服给药，0.5mg，每日 1～3 次。

5．毒副作用　主要有恶心呕吐、腹泻、白细胞减少、血小板减少，偶尔可引起休克，表现为少尿、血尿、意识模糊甚至死亡。

四、生物制剂

生物制剂是一类利用生物工程技术制备的针对某种因子、特定类型细胞或特定细胞表面受体的制剂。在葡萄膜炎治疗中应用最多的有针对肿瘤坏死因子的抗体或可溶性受体以及 α- 干扰素。

（一）英夫利西单抗

1．是来源于小鼠的抗体，针对细胞坏死因子的嵌合单克隆抗体。

2．适应证　主要用于 Behcet 病及其伴发的葡萄膜炎，血清阴性椎关节病变（如强直性脊柱炎、银屑病性关节炎、炎症性肠道疾病）伴发的葡萄膜炎。

3．禁忌证　禁用于活动性感染（特别是活动性结核和肝炎）及其伴发的葡萄膜炎。

4．给药途径　缓慢静脉滴注给药，初次 5mg/kg，于第 2 周和第 6 周再注射 1 次，以后每 6～8 周 1 次。

5. 副作用主要有结核和肝炎复发,还可引起输液反应、血小板减少等。

(二)阿达木单抗

1. 是针对肿瘤坏死因子的人源化的单克隆抗体。

2. 适应证 主要用于 Behcet 病和其他非感染性顽固性葡萄膜炎、顽固性视网膜血管炎、少年儿童后葡萄膜炎或全葡萄膜炎、顽固性交感性眼炎和 Vogt-小柳原田病。

3. 禁忌证 禁用于感染性葡萄膜炎、非感染性葡萄膜炎伴有活动性结核或肝炎的患者。

4. 给药途径及剂量 皮下注射,初次剂量 40～80mg,以后每 2 周皮下注射 40mg,在炎症得以控制后,逐渐降低注射频度。

5. 毒副作用 主要是引起结核和肝炎的复发,还可增加上呼吸道感染概率,引起碱性磷酸酶升高。

(三)α 干扰素

1. α 干扰素是一种细胞因子,具有抗病毒作用和多种免疫调节作用。

2. 适应证 α 干扰素 2a 主要用于 Behcet 病及其伴发的葡萄膜炎。

3. 给药途径及剂量 此药为注射制剂,皮下或肌内注射,目前有多种治疗方案,常用的方案为 α 干扰素 2a $3×10^6$IU/d,连续注射数月,待炎症控制后,逐渐降低注射频率。

4. 副作用 最常见的为感冒样症状,表现为发热、头痛、疲乏、关节疼痛,其他副作用包括注射部位红肿、白细胞减少、血小板减少、肝功能异常、抑郁、甲状腺功能减退、癫痫复发和加重、胃肠道反应等。

五、非甾体抗炎药

非甾体抗炎药是一类不含糖皮质激素甾环结构,但具有抗炎、解热镇痛作用的药物。它们主要通过抑制花生四烯酸的代谢产物如白三烯、前列腺素而发挥治疗作用。

(一)治疗葡萄膜炎的适应证

1. **全身应用** 主要应用于各种关节炎伴发的葡萄膜炎、巩膜炎和巩膜葡萄膜炎,常用药物有芬必得、布洛芬。

2. **局部应用** 点眼给药,主要用于白内障等眼前段术后、钝挫伤后前房炎症反应以及前巩膜炎、表层巩膜炎等。常用的药物有双氯芬酸钠、普拉洛芬滴眼剂。

（二）副作用

1. 全身应用可引起消化道溃疡、白细胞减少、肝肾功能损害、哮喘、血管运动性麻痹等。

2. 点眼可引起眼部烧灼感、刺痛、结膜充血、水肿等。

六、睫状肌麻痹剂和扩瞳剂

睫状肌麻痹剂和扩瞳剂具有解除睫状肌痉挛和扩大瞳孔的作用,急性前葡萄膜炎所致的睫状肌痉挛常引起急性眼痛,虹膜后粘连是前葡萄膜炎常见的并发症,并能引起严重的后果,所以,合理应用睫状肌麻痹剂和扩瞳剂是非常必要的。

（一）阿托品

1. 阿托品具有扩瞳和睫状肌麻痹作用,作用时间长达 10 ~ 14 天,每日点眼 1 ~ 3 次。

2. 阿托品有眼膏和滴眼液两种剂型,浓度有 0.5%、1% 和 2%。

3. **适应证** 主要用于有前房积脓、前房内有大量纤维素性渗出的急性严重的前葡萄膜炎和严重前房反应的全葡萄膜炎。

4. **副作用** 全身副作用有口干、发热、面部潮红、心率加快、排尿困难、便秘等,过大剂量可引起高热、惊厥、呼吸加快,甚至死亡;在眼部易引起在瞳孔开大情况下发生的虹膜后粘连。

5. **注意事项** 对有闭角型青光眼解剖因素者、老年人、儿童患者使用应慎重,滴眼剂点眼后应压迫泪囊 10 分钟,以避免药物经鼻咽部吸收引起全身副作用;对于轻、中度前葡萄膜炎不宜应用,在急性炎症控制后应改用作用时间短的制剂。

（二）后马托品

1. 具有睫状肌麻痹和扩瞳双重作用。前者作用强,后者作用较弱,作用持续时间 1 ~ 2 天,可使瞳孔处于不断变化之中,可有效预防虹膜后粘连的发生。

2. 后马托品有滴眼剂和眼膏两种剂型,浓度为 1%、2% 和 4%,每日或隔日点眼 1 次。

3. 主要用于重、中度炎症的前葡萄膜炎。

4. 毒副作用比阿托品小,老年人点眼后应压迫泪囊,避免药物吸收所致的全身性毒副作用。

(三) 托吡卡胺 (托品酰胺)

1. 有较强的扩瞳作用,但睫状肌麻痹作用非常弱。

2. 有 2.5%、10% 两种浓度的滴眼剂,每日点眼 1~2 次或隔日 1 次。

3. 主要适用于轻、中度前葡萄膜炎或白内障手术术后的前房炎症反应。

4. 老年患者点眼后应压迫泪囊,以免药物吸收引起全身副作用。

(四) 强力散瞳合剂

1. 强力散瞳合剂通常由 1% 阿托品、1% 可卡因和 0.1% 肾上腺素等量混合而成。

2. 散瞳合剂具有强大的扩瞳作用,主要用于大范围的新鲜虹膜后粘连。

3. 取 0.1ml 进行结膜下注射,注射应在虹膜粘连和不粘连交界处。

4. 应注意阿托品、肾上腺素的副作用。

七、葡萄膜炎的中医药治疗

1. 中医治疗疾病最根本的是辨证施治,同一种疾病可以分为不同证,用不同方法进行治疗,不同的疾病属于相同证者,可用相同方法进行治疗。葡萄膜炎按中医理论可分为多种型和证,因此,其治疗不可能只用一种方子或一种中成药。

2. 中医药更多的是通过调理阴阳、气血,调动机体防御疾病和修复能力,达到恢复健康之目的,而西药主要作用于细胞、分子、病原体,因此更具有靶向性。可见中西医是两个不同的体系,因此,千万不要把中药当成西药用。

3. 中药在葡萄膜炎治疗中可能具有以下作用:

(1) 改善患者的自觉症状:如患者出现面红目赤、口苦咽干、胁肋胀满、烦躁易怒、大便黏滞不爽等症状时,很难找到一种西药能缓解这些症状,根据中医辨证,它属于肝胆湿热型,施以清胆利湿的中药往往能收到较好的结果。

（2）降低西药的副作用：在糖皮质激素和免疫抑制剂使用中，往往出现多种并发症，如白细胞减少、月经紊乱等，根据中医辨证，辅以中药治疗，可大大减轻西药的副作用。

（3）调整机体的免疫功能：研究发现小檗碱具有改善肠道菌群、抑制炎症细胞、促进调节性 T 细胞分化等多种作用。用中药治疗疾病，中药的某些药理成分也可能起一定作用。

4. 夸大中药在治疗葡萄膜炎中的作用或不承认其治疗作用都是不妥的。

5. 葡萄膜炎的分型及治疗

根据中医辨证，可将葡萄膜炎分为以下九型：

（1）风热型：患者症见眼红、眼痛、畏光、流泪、视物模糊或视力下降，口干、咽痛或伴有发热、舌淡红、苔薄白或薄黄、脉浮数。此型多见于葡萄膜炎发病的初期（如急性前葡萄膜炎发病初期、Vogt- 小柳原田病的前驱期和 Behcet 病性葡萄膜炎复发时）。

治则：疏风散热。

方药：银翘散加减。

银花 18g，连翘 15g，竹叶 15g，菊花 15g，赤芍 12g，防风 12g，板蓝根 18g，甘草 3g。

大便秘结者加大黄 9g（后下）；小便短赤者加泽泻 12g，车前子 12g，竹叶 15g。

（2）毒火内炽型：患者面红目赤、烦躁口渴、口舌生疮、恶寒发热、皮肤疮疖或脓肿、小便短赤、大便秘结、舌质红、苔黄燥、脉洪数。此型多见于葡萄膜炎的急性发作期，尤其见于 Behcet 病性葡萄膜炎患者，易合并眼内出血和前房积脓。

治则：泻火解毒，凉血通便。

方药：生地 15g，丹皮 12g，金银花 20g，公英 20g，石膏 25g，知母 12g，黄连 10g，紫草 15g，大黄 10g 后下。

（3）肝火上炎型：患者症见头晕目眩、唇红目赤、口苦咽干、舌边溃烂、耳鸣耳聋、烦躁易怒、胁肋胀满、小便短黄、大便秘结、舌质红、苔黄厚、脉弦或弦数。此型多见于葡萄膜炎的急性发作期，也易合并眼内出血和前房积脓。

治则：清肝泻火。

方药：龙胆草 15g，柴胡 12g，黄芩 12g，栀子 12g，生地 15g，丹皮 12g，菊花

15g,夏枯草 12g,川楝子 12g。

大便秘结者加大黄 10g(后下),决明子 12g;头痛头晕者加石决明 20g(先煎),磁石 20g(先煎)。

(4)肝胆湿热型:患者症见头晕目眩、口苦咽干、不欲饮食、烦躁易怒、胁肋胀满、小便短少、大便不爽,阴囊溃烂或睾丸肿胀热痛,或下肢疖肿、溃烂、带下黄臭、舌质红、苔厚腻、脉弦或弦数。此型多见于伴有阴部溃疡和下肢皮肤结节红斑的 Behcet 病及其伴发的葡萄膜炎患者。

治则:清热利湿。

方药:柴胡 12g,黄芩 12g,黄柏 12g,木通 10g,车前子 15g,泽泻 12g,苦参 10g,栀子 10g,苍术 12g,知母 12g。

(5)阴虚火旺型:患者症见眩晕目涩、头痛耳鸣、口干咽燥、腰膝酸软、五心烦热、健忘失眠、遗精盗汗、舌质红、苔少、脉弦细或细数。此型主要见于葡萄膜炎反复发作或炎症持续存在或处于恢复期等患者。

治则:滋阴降火。

方药:生地 12g,熟地 15g,杞子 12g,白芍 15g,女贞子 15g,寸冬 12g,山萸肉 12g,生龙骨 30g,生牡蛎 30g,泽泻 12g,知母 10g,地骨皮 12g。

(6)气阴两虚型:患者症见心悸易惊、气短懒言、倦怠乏力、颧红口干、目涩无华、午后潮热、腰膝酸软、失眠梦遗、舌质红、苔少、脉细弱,此型多见于葡萄膜炎复发患者或炎症持续存在的患者。

治则:益气养阴。

方药:太子参 15g,黄精 12g,山药 15g,熟地 12g,女贞子 12g,杞子 12g,白芍 12g,玄参 12g,甘草 6g。

(7)脾虚湿泛型:此为脾虚气弱,运化无力致痰湿上泛所引起。患者症见纳呆食少、气短懒言、体倦乏力、痰多清稀、大便溏泻、舌质淡、苔薄白或腻、脉缓弱。眼部检查可见玻璃体内雪球状混浊、视网膜渗出或水肿、囊样黄斑水肿、视网膜血管鞘、蜡烛泪样改变等,属于此型的多为肉芽肿性前葡萄膜炎或肉芽肿性全葡萄膜炎。

治则:健脾益气、利湿化痰。

方药:党参 15g,黄芪 15g,白术 15g,云苓 15g,山药 15g,泽泻 15g,陈皮 18g,

半夏 10g。

伴阳虚者加附子 8g,干姜 6g;湿重者加薏仁 15g,藿香 12g。

有湿热者加黄芩 15g,滑石 20g。此种类型往往有较好的治疗效果,长期用中药治疗对葡萄膜炎的复发也可能有一定的预防作用。

（8）痰气郁结型:患者症见情志抑郁、急躁易怒、胸脘满闷、咳痰不爽、咽喉如有核堵塞感、舌苔薄腻、脉弦细或滑。眼部检查或见眼睑肿胀和结节,或见虹膜、视网膜脉络膜结节、蜡烛泪样改变和视网膜血管鞘,或见玻璃体雪球样混浊和睫状体平坦部雪堤样改变,此型也多见于肉芽肿性葡萄膜炎。

治则:解郁祛痰,软坚散结。

方药:陈皮 20g,半夏 10g,胆南星 10g,白茯苓 15g,昆布 15g,牡蛎 30g,瓦楞子 15g。

气郁明显者加柴胡 15g,青皮 15g,川楝子 10g;伴郁热者加浙贝母 6g,丹皮 15g;伴气虚者加黄芪 15g,白术 12g。

（9）气郁血结型:患者症见胸胁胀满、烦躁易怒、面色黧黑、舌质紫暗、苔薄少、脉弦涩,此症多有视网膜血管炎、眼底出血、玻璃体混浊。

治则:疏肝理气、活血祛瘀。

方药:当归 15g,柴胡 15g,香附 15g,丹参 12g,赤芍 15g,郁金 12g,青皮 10g,川楝子 15g,桃仁 12g,红花 12g。

伴气虚者加黄芪 15g,党参 12g;气郁化火者加丹皮 15g,生地 15g,栀子 12g,黄芩 12g。

第二篇　葡萄膜炎各论

第一章
急性前葡萄膜炎

一、概述

1. 急性前葡萄膜炎(acute anterior uveitis, AAU)是一类以前房炎症为主要特征的炎症性疾病,主要表现为眼红、眼痛、畏光、流泪,持续时间不超过 3 个月。

2. 急性前葡萄膜炎可以单独出现,也可以伴有多种全身性疾病,如强直性脊柱炎、炎症性肠病、银屑病、反应性关节炎、Behcet 病、肾小管间质肾炎等。

3. 多数患者呈 HLA-B27 阳性,伴有血清阴性脊柱关节病的患者绝大多数为 HLA-B27 阳性。

二、病因和发病机制

1. 此病发生的始动因素尚不清楚。

2. Th1、Th17 细胞在其发病中可能起着重要作用。

3. 肠道菌群紊乱在疾病发生中可能也起着一定作用。

4. 遗传因素参与该病的发生,与 HLA-B27 有强相关性。

三、临床表现

(一)症状

1. 突然发病,眼红、眼痛、畏光、流泪。

2. 视物模糊或不同程度的视力下降。

(二)体征

1. 睫状充血或混合充血　睫状充血指围绕角膜的充血,混合充血指既有睫状充血,又有结膜充血。后者见于严重的 AAU 患者(图 2-1-1)。

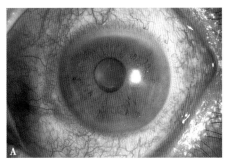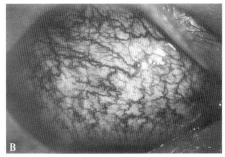

图2-1-1　AAU患者的睫状充血(A)和混合充血(B)

2. 角膜通常透明,大量尘状KP(图2-1-2),一些患者可有角膜内皮皱褶。

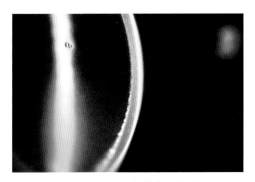

图2-1-2　AAU患者的大量尘状KP

3. 前房炎症明显,表现为明显或严重的前房闪辉,大量前房炎症细胞,部分患者出现前房纤维素性渗出或蛋白凝聚物,严重者可有前房积脓(图2-1-3)。

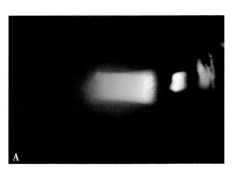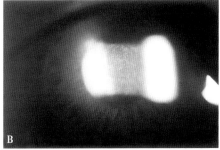

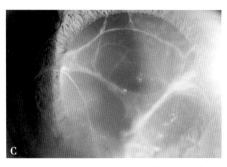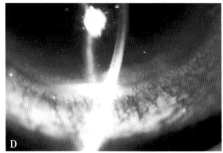

图 2-1-3　AAU 患者严重的前房闪辉（A）和大量前房炎症细胞（B）、前房纤维素性渗出（C）和前房积脓（D）

4. 虹膜后粘连，甚至是 360° 后粘连。

5. 瞳孔不圆、瞳孔闭锁、瞳孔膜闭。

四、并发症

1. 急性前葡萄膜炎通过及时正确治疗，一般不易出现并发症，但可出现反应性黄斑囊样水肿、视盘肿胀。

2. 反复发作或未及时治疗可导致继发性青光眼、并发性白内障。

3. 偶尔可引起前房浅、眼球萎缩。

五、诊断

1. 根据典型的眼部表现一般易于作出正确诊断。

2. UBM 检查有助于评价炎症累及的范围及严重程度。

3. HLA-B27 抗原测定有助于 AAU 分型。

4. 骶髂关节 X 线检查或 MRI 检查有助于发现合并的血清阴性脊柱关节病。

5. 红细胞沉降率（血沉）、C 反应蛋白检查有助于发现伴有的全身性疾病。

6. 在一些患者中 FFA 检查可发现视网膜血管渗漏。

六、治疗

（一）不伴有全身性疾病的 AAU

1. 糖皮质激素滴眼剂　对于严重的炎症，每 15 分钟~1 小时点眼 1 次，待炎症控制后,则逐渐降低点眼频率。

2. 睫状肌麻痹剂和扩瞳剂　急性严重的炎症可给予阿托品点眼,连续3~7天后改为后马托品或托吡卡胺;对难以用点眼方法拉开的新鲜虹膜后粘连,可在结膜下注射强力散瞳合剂0.1ml。

3. 严重的AAU可以考虑短期使用小剂量糖皮质激素,每天20~30mg,1周后减量,治疗一般不超过1个月。

4. 并发性白内障手术治疗　在炎症完全控制后即可行白内障超声乳化联合人工晶状体植入术。

5. 虹膜完全后粘连引起的眼压升高,在抗炎治疗情况下应尽快行虹膜周切手术。

(二)伴有全身性疾病的AAU

1. 葡萄膜炎的治疗同前。

2. 根据全身性疾病的类型和严重程度给予糖皮质激素、免疫抑制剂,一些患者还可能需要使用生物制剂(详见相关疾病章节)。

七、预后

1. 多数患者视力预后良好。

2. 延误治疗可导致虹膜广泛前粘连、虹膜完全后粘连,甚至前房消失、眼球萎缩,引起视力严重下降甚至视力丧失。

第二章

慢性前葡萄膜炎

一、概述

1. 慢性前葡萄膜炎是一类持续 3 个月以上，以轻、中度前房炎症为主要表现的炎症性疾病。

2. 慢性前葡萄膜炎可以单独存在，也可以作为全身性疾病（如 Vogt- 小柳原田病、结节病）的一部分而存在。

3. 慢性前葡萄膜炎是一类常见的葡萄膜炎，多见于成年女性、少年儿童。

二、病因和发病机制

1. 可是感染性，但多是非感染性，前者主要是由疱疹病毒、结核分枝杆菌、梅毒螺旋体等病原体所引起的。

2. 免疫功能紊乱和遗传因素在其发病中可能起着重要作用。

三、临床表现

（一）症状

1. 多隐匿发病，一般无眼红、眼痛、畏光、流泪，少数患者可有轻度眼红、眼部不适。

2. 视物模糊、视力下降，有并发性白内障、继发性青光眼、横跨性角膜带状变性的患者可有显著视力下降。

（二）体征

1. 一般无睫状或混合充血，有尘状或羊脂状 KP（图 2-2-1）。

2. 前房闪辉＋～＋＋，前房细胞多为＋～＋＋。

3. 虹膜可出现 Bussaca 结节和 Koeppe 结节，通常为西米状，少数患者可出现虹膜肉芽肿（图 2-2-2），Fuchs 综合征时可出现绒毛状结节。

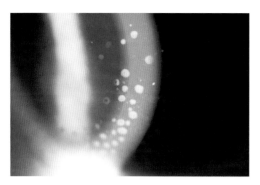

图 2-2-1　慢性前葡萄膜炎患者的羊脂状 KP

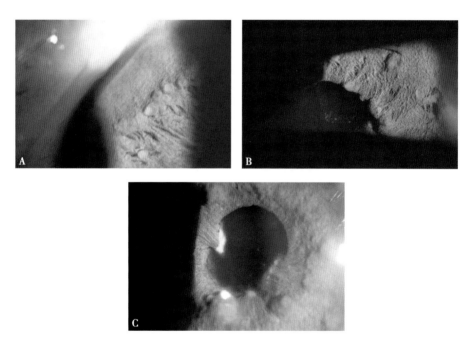

图 2-2-2　慢性前葡萄膜炎患者的 Bussaca 结节（A）、Koeppe 结节（B）和虹膜肉芽肿（C）

4. 常有虹膜后粘连，可是散在的、大范围的或 360° 的虹膜后粘连，散在的虹膜后粘连可引起瞳孔变形，360° 虹膜后粘连可引起虹膜膨隆（图 2-2-3 ）。

5. 可有房角粘连、虹膜前粘连，大范围的虹膜前粘连可导致前房变浅。

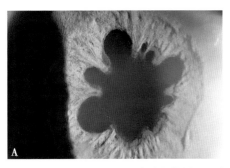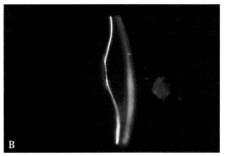

图 2-2-3　慢性前葡萄膜炎患者的瞳孔变形（A）和虹膜膨隆（B）

6. 虹膜可有肿胀、局灶性脱色素或弥漫性脱色素。

7. 患者可能有斜视、白瞳征。

四、并发症

1. **角膜带状变性**（图 2-2-4）　是常见的并发症，特别易发生于幼年型慢性葡萄膜炎、Blau 综合征、幼年型特发性关节炎伴发的前葡萄膜炎患者。

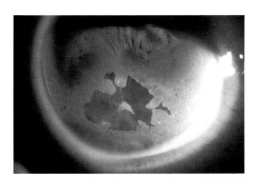

图 2-2-4　慢性前葡萄膜炎患者的角膜带状变性

2. **并发性白内障**　是常见的并发症，尤其易发生于慢性复发性前葡萄膜炎的患者，开始时多为晶状体后囊下混浊，以后可发展为晶状体全混浊（图 2-2-5）。

3. **眼压升高或继发性青光眼**　多见于广泛虹膜后粘连和大范围虹膜前粘连的患者。

4. **眼球萎缩**　见于慢性顽固性前葡萄膜炎患者。

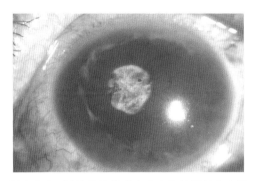

图 2-2-5　慢性前葡萄膜炎患者的并发性白内障

五、诊断

1. 根据典型的症状和体征,慢性虹膜睫状体炎本身的诊断并不困难。

2. 少年儿童慢性葡萄膜炎由于患者表述能力不够完善,发现时可能已经有多种并发症,所以对少年儿童出现斜视或白瞳征者应仔细检查,以确诊或排除葡萄膜炎。

3. 慢性葡萄膜炎可合并多种全身性疾病,因此根据病史、临床特点及特有的全身改变,进行相应的全身检查,以确定病因和类型,这对治疗非常重要。

4. 约 80% 的患者可能合并有亚临床视网膜血管炎,因此,对于屈光介质尚透明的患者可行 FFA 检查,以确定诊断。

5. UBM 检查对评价前后房炎症、房角粘连、虹膜睫状体改变有重要价值(图 2-2-6)。

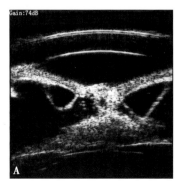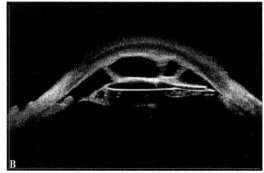

图 2-2-6　慢性前葡萄膜炎患者的眼前段改变(UBM 检查结果)

六、治疗

（一）糖皮质激素

1. 点眼治疗 适用于有前房活动性炎症的患者，患者多为慢性、轻中度炎症，需治疗的时间比较长，应根据患者具体情况给予不同的制剂和不同的点眼频率进行治疗；如中、重度炎症，可给予 0.1% 地塞米松或 1% 醋酸泼尼松龙滴眼剂，每日 4~6 次；如轻度炎症，可给予 0.1% 氟甲松龙滴眼剂，每日 3 次。

2. 眼周注射 结膜下注射可用于顽固性前葡萄膜炎和伴有角膜上皮损伤不宜用点眼剂的患者，后 Tenon 囊下注射适用于单侧伴有视网膜血管炎的患者。

3. 全身应用 主要适用于糖皮质激素点眼不能控制前房炎症，伴有亚临床视网膜血管炎和伴有全身性疾病的患者，常用初始剂量为 0.4~0.8mg/（kg·d）。

（二）睫状肌麻痹剂和扩瞳剂

1. 通常选用后马托品或托吡卡胺点眼治疗。

2. 多数情况下不宜选用阿托品点眼，以免在瞳孔开大的情况下发生虹膜后粘连。

（三）其他免疫抑制剂

1. 对于单纯的慢性前葡萄膜炎，一般不需要糖皮质激素以外的免疫抑制剂，但对于反复发作的顽固性炎症，合并全身性疾病及亚临床视网膜血管炎患者，则应考虑联合其他免疫抑制剂。

2. 常用的免疫抑制剂有环孢素[2~5mg/（kg·d）]、甲氨蝶呤（7.5~15mg/周）、硫唑嘌呤[2mg/（kg·d）]、麦考酚酸酯（1~2g/d）、苯丁酸氮芥[0.1/（kg·d）]、环磷酰胺（50~100mg/d）。在应用这些免疫抑制剂时应注意它们的副作用。

3. 对于顽固性非感染性炎症，可考虑给予抗肿瘤坏死因子抗体治疗。

（四）并发症治疗

1. 并发性白内障 根据炎症类型，应在炎症消退后或炎症消退后一定时期进行白内障超声乳化联合人工晶状体植入术，对于幼年型特发性关节炎伴发的慢性前葡萄膜炎、Blau 综合征、交感性眼炎等引起的并发性白内障应特别慎重。它们通常是顽固性炎症，应在炎症消退数月后进行手术治疗。

2. 眼压升高或继发性青光眼 对于虹膜后粘连所引起的，应在抗炎和降眼压的同时,尽快行虹膜周切术;对于虹膜广泛前粘连所引起的,应在降眼压同时,尽快进行相应的抗青光眼手术;对于炎症所引起的,应给予糖皮质激素点眼剂、睫状肌麻痹剂和扩瞳剂。

3. **横跨性角膜带状变性**　可行角膜切削术。

七、预后

1. 慢性前葡萄膜炎经过及时正确的治疗,大部分患者有良好的视力预后。

2. 持久性囊样黄斑水肿和广泛虹膜前、后粘连导致前房消失者,视力预后不良。

第三章
中间葡萄膜炎

一、概述

1. 中间葡萄膜炎是一类以睫状体平坦部、玻璃体基底部雪堤样改变和玻璃体内雪球状混浊为特征的炎症性疾病。

2. 中间葡萄膜炎以往也被称为周边葡萄膜炎、慢性睫状体炎、玻璃体炎等。

3. 多双眼发病，男女发病比例相似，在整个葡萄膜炎中占 0.1%~15.3%。

二、病因和发病机制

1. 尚不完全清楚，可能与感染所致的免疫反应相关。

2. 免疫功能紊乱导致辅助性 T 细胞激活，在其发病中起着重要作用。

三、临床特征

（一）症状

1. 多发病隐匿，出现视物模糊或视力下降，眼前黑影。

2. 少数患者可有眼红、眼痛的表现。

（二）体征

1. 最经典的体征是睫状体平坦部雪堤样改变和玻璃体内雪球状混浊。

2. 部分患者有睫状充血。

3. 有相当一部分患者出现有前房炎症，表现为羊脂状 KP、前房闪辉和前房细胞，可有虹膜后粘连、房角粘连、虹膜前粘连。

4. 易出现视网膜血管炎和血管周围炎。

四、并发症

1. 囊样黄斑水肿是常见并发症，还可出现黄斑裂孔、黄斑前膜。

2.眼底的并发症还有周边视网膜新生血管、视盘新生血管、玻璃体积血、增殖性玻璃体视网膜病变等。

3.并发性白内障。

4.继发性青光眼、视神经萎缩。

5.偶尔可出现眼球萎缩。

五、诊断

1.根据典型的雪堤样改变或雪球状玻璃体混浊一般不难作出诊断。

2.一些疾病，如结节病、多发性硬化、梅毒、肉芽肿性血管炎均可引起中间葡萄膜炎。所以在诊断时应注意鉴别这些类型，并进行相应的检查，以明确诊断。

3.UBM 有助于发现睫状体平坦部的雪堤样改变。

4.OCT 和 FFA 有助于发现囊样黄斑水肿。

5.B 超有助于发现眼后段病变。

六、治疗

1.有人认为，对视力高于 0.5 的患者不应给予治疗，但越来越多的医生认为，只要有活动性炎症即应该给予治疗。

2.眼前段炎症

（1）糖皮质激素滴眼剂：点眼所用制剂和频度依据前房炎症的严重程度而定。

（2）睫状肌麻痹剂：多使用后马托品和托吡卡胺。

3.眼后段炎症

（1）糖皮质激素眼周注射、玻璃体内注射或放置缓释装置：通常适用于单侧病变。

（2）糖皮质激素全身应用：适用于双侧病变和伴有全身性免疫疾病的患者，一般采用口服方法，剂量 0.4～1mg/（kg•d），后续根据患者炎症减轻情况逐渐减量。

（3）环孢素：适用于顽固性中间葡萄膜炎，初始剂量 3～5mg/（kg•d），维持剂量 2mg/（kg•d）。

（4）苯丁酸氮芥：适用于顽固性中间葡萄膜炎，初始剂量 0.1mg/（kg•d），待炎症控制后逐渐减量。

（5）环磷酰胺：适用于顽固性中间葡萄膜炎，剂量 50～100mg/d。

（6）阿达木单抗：对免疫抑制剂无效的顽固性非感染性炎症，可选用阿达木单抗。但在治疗前应排除活动性结核、肝炎及恶性肿瘤等疾病。

（7）其他药物：根据患者的炎症及对药物的反应可选用硫唑嘌呤、甲氨蝶呤、麦考酚酸酯等。

4. 手术治疗

（1）玻璃体切除术：适用于持久严重的玻璃体混浊、大量玻璃体积血和增殖性玻璃体视网膜病变。

（2）冷凝和激光光凝：可用于有玻璃体基底部新生血管的患者。

（3）白内障手术：对于炎症完全控制的伴有并发性白内障患者，可行白内障超声乳化联合人工晶状体植入术治疗。

（4）抗青光眼手术：根据患者的眼压升高形成的机制，在有效抗炎和降眼压情况下，选择合适的抗青光眼手术治疗。

七、预后

1. 正确的治疗可使大部分患者获得较好的视力。

2. 囊样黄斑水肿、黄斑裂孔、视神经萎缩、视网膜脱离可导致视力严重下降。

第四章
后葡萄膜炎

一、概述

1. 后葡萄膜炎是一组累及眼后段的炎症性疾病。

2. 后葡萄膜炎包括脉络膜炎、视网膜炎、视网膜血管炎、脉络膜视网膜炎、视网膜脉络膜炎、视网膜色素上皮炎等多种类型。

3. 后葡萄膜炎有感染性、非感染性和伪装综合征等多种类型。

4. 后葡萄膜炎有多种特定类型,如多发性易消散性白点综合征、急性视网膜色素上皮炎、鸟枪弹样脉络膜视网膜病变、急性后极部多灶性鳞状色素上皮病变、匍行性脉络膜视网膜炎、神经视网膜炎、点状内层脉络膜病变、多灶性脉络膜炎、视网膜下纤维化葡萄膜炎综合征等。

二、临床表现

(一)症状

1. 视物模糊、视力下降,甚至视力严重下降。

2. 眼前黑影、闪光、暗点、视物变形、色觉异常等。

(二)体征

1. 眼前段通常无异常,偶尔出现轻度前房闪辉和少量前房细胞。

2. 玻璃体混浊、炎症细胞常见,尤其常见于视网膜炎、视网膜血管炎的患者。

3. 视网膜水肿、局灶或片状炎症病变(图 2-4-1),或大片坏死病灶,可伴有出血,

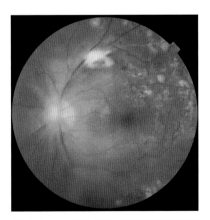

图 2-4-1　后葡萄膜炎患者的视网膜局灶性炎症病变

后期出现萎缩病灶。

4. 视网膜血管炎表现为血管迂曲扩张、血管鞘、血管闭塞或幻影血管（图 2-4-2）、视网膜出血，视网膜毛细血管炎可引起弥漫性视网膜水肿。

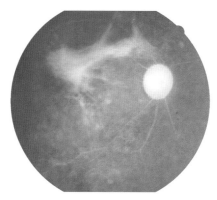

图 2-4-2　Behcet 病性葡萄膜炎患者的幻影
血管、视网膜前膜、视神经萎缩和视网膜萎缩

5. 脉络膜炎或脉络膜视网膜色素上皮水平的炎症，表现为弥漫性脉络膜炎，脉络膜视网膜色素上皮层的黄白色病变，单发或多发，边界模糊，散在分布或融合，常伴有浆液性视网膜脱离，陈旧性病变则呈萎缩灶，伴有色素沉着（图 2-4-3），也可出现脉络膜肉芽肿性改变。广泛的视网膜色素上皮和脉络膜色素脱失可形成晚霞状眼底改变。

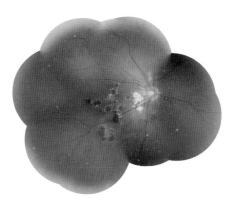

图 2-4-3　后葡萄膜炎患者的脉络膜视网膜陈旧性病变和色素沉着

三、并发症

1. 囊样黄斑水肿是常见的并发症,多见于视网膜血管炎或视网膜炎。

2. 黄斑裂孔、黄斑前膜、黄斑区视网膜色素上皮脱离。

3. 视网膜新生血管、视网膜前膜(图2-4-4)、视网膜脱离、视网膜萎缩。

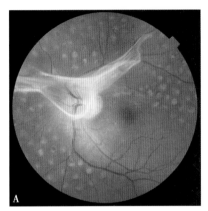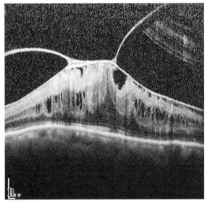

图2-4-4　后葡萄膜炎患者的视网膜前膜眼底检查改变(A)和OCT检查结果(B)

4. 增殖性玻璃体视网膜病变、牵拉性视网膜脱离。

5. 脉络膜新生血管(图2-4-5)、视网膜下增殖性病变。

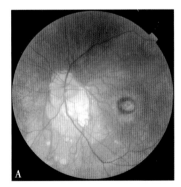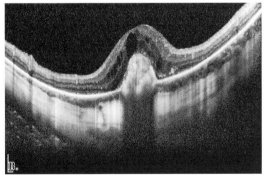

图2-4-5　Vogt-小柳原田病患者的脉络膜新生血管(A)和OCT检查结果(B)

6. 视神经萎缩、视神经周围脉络膜视网膜萎缩、视盘及附近新生血管等。

四、后葡萄膜炎中的一些特定类型

（一）多发性易消散白点综合征

1. 是一种以单侧自限性深层视网膜和视网膜色素上皮病变为特征的炎症性疾病。

2. 多发于 4~17 岁，女性多见。

3. 病因和发病机制尚不完全清楚，发病前可有感冒样表现或上呼吸道感染的症状，提示此病可能与病毒感染有关。

4. 患者自诉视物模糊、眼前黑影、暗点、闪光、视力下降等症状。

5. 典型的眼底改变为视网膜深层或视网膜色素上皮层多发性白色或黄白色点状病灶，可融合成片状。

6. 另外一个重要的眼底改变是黄斑区出现多发性白色或橘黄色颗粒状改变，此种改变通常于数周后消失。

7. 荧光素眼底血管造影可见斑状或点状强荧光，呈簇状或花冠状排列。

8. 视野检查可发现生理盲点扩大、中心暗点、弓形暗点等改变。

9. 此病呈自限性，一般不需要治疗，视力预后良好。

（二）急性后极部多灶性鳞状色素上皮病变

1. 是一种以视网膜色素上皮层和脉络膜毛细血管层的黄白色鳞状病变为特征的炎症性疾病。

2. 此病多见于 20~30 岁成年人，男女发病比例相似。

3. 是一种血管炎，病毒感染可能参与其发生。

4. 患者可有病毒感染的表现，出现发热、头痛、乏力、不适，偶尔可出现耳鸣、听力下降、颈项强直等类似 Vogt- 小柳原田病前驱期的表现。

5. 患者常有视物模糊、视力下降、闪光、眼前暗点等表现。

6. 眼底检查发现多发性圆形扁平黄白色病灶，可散在分布，也可融合成大的病变。病变于数周自行消退，遗留下脱色素瘢痕和色素沉着。

7. 还可出现视网膜血管炎、囊样黄斑水肿、浆液性视网膜脱离、视盘炎、视网膜出血及水肿、脉络膜新生血管。

8. 无或轻微前房或玻璃体炎症反应。

9．偶尔可出现浅层巩膜炎、角膜炎，甚至角膜融解。

10．荧光素眼底血管造影检查显示，活动期病变于造影早期、中期呈弱荧光，后期则呈强荧光和荧光染色。

11．脉络膜吲哚菁绿血管造影显示活动性病变弱荧光。

12．视野检查可发现中心暗点或旁中心暗点。

（三）鸟枪弹样脉络膜视网膜病变

1．是一种主要见于欧罗巴人种的以双眼视网膜下多发性奶油状病灶为特征的炎症性疾病，易复发和慢性化。

2．多发于 30～70 岁成年人，女性多见。

3．自身免疫反应在此病发生中可能起着重要作用，HLA-A29 抗原与此病密切相关。

4．患者常有眼前黑影、视物模糊、不同程度视力下降，也可出现夜盲、色觉异常、畏光等症状。

5．典型的眼底改变为视网膜下多发性黄白色圆形、卵圆形奶油状病变，散在分布，炎症消退后可出现脉络膜视网膜萎缩病灶，伴色素沉着。

6．还可出现视网膜血管炎，表现为血管变细、迂曲扩张、血管鞘、视网膜出血等。

7．偶尔出现视神经炎。

8．可出现眼前段和玻璃体炎症反应。

9．可出现多种眼底并发症，如视网膜前膜、囊样黄斑水肿、视网膜新生血管、脉络膜新生血管、视神经萎缩、裂孔源性视网膜脱离等。

10．荧光素眼底血管造影检查，奶油状病灶于造影早期呈弱荧光，后期呈强荧光，还可出现视网膜血管渗漏、囊样黄斑水肿等。

11．脉络膜血管造影显示多发性弱荧光病灶。

12．应给予糖皮质激素和其他免疫抑制剂治疗，顽固性炎症可给予抗肿瘤坏死因子抗体治疗。

13．持久性囊样黄斑水肿、视神经萎缩、黄斑前膜可导致严重的视力下降。

（四）匐行性脉络膜视网膜炎

1．是一种发生于视网膜色素上皮和脉络膜的炎症性疾病。

2．多发生于青壮年，男女均可发生。

3．结核分枝杆菌感染、免疫反应在此病发生中起着一定作用。

4．患者多自诉有视物模糊、视物变形、闪光感、视力下降等症状。

5．典型的眼底改变是位于视网膜色素上皮层和脉络膜水平的奶油状病灶，可融合，呈离心状或螺旋状向周围发展，最后可累及整个眼底，活动性病灶在炎症消退后可留下大片的脉络膜视网膜萎缩瘢痕。

6．炎症的复发通常起始于陈旧性病灶的边缘。

7．可出现视盘炎、轻微的玻璃体炎症。

8．可出现脉络膜新生血管、视网膜下纤维化、囊样黄斑水肿等并发症。

9．荧光素眼底血管造影检查，活动性病灶于造影早期显示弱荧光，后期则显示强荧光；静止期病变于造影早期显示弱荧光，后期显示病灶边缘强荧光。脉络膜新生血管于造影早期显示弱荧光和后期荧光染色。

10．脉络膜造影检查，活动性病灶显示弱荧光。

11．结核分枝杆菌感染引起的应给予抗结核治疗，非结核引起的则应给予糖皮质激素和其他免疫抑制剂治疗；有脉络膜新生血管者，应给予康柏西普之类的抗 VEGF 药物治疗。

12．黄斑区受累往往引起明显的视力下降。

（五）急性视网膜色素上皮炎

1．是发生于视网膜色素上皮的一种急性炎症性病变。

2．多发于身体健康的成年人，男性多于女性。

3．病毒感染等可能参与此病的发生。

4．患者自诉视物模糊、视力下降、视物变形或有中心暗点。

5．典型的眼底改变是视网膜色素上皮层出现多发性灰色点状病变，周围有黄色的晕环，这些病变常于 6～12 周后自行消退。

6．可伴有玻璃体的炎症反应。

7．患者视力预后良好。

（六）点状内层脉络膜病变

1．是一种主要累及视网膜色素上皮层和内层脉络膜的炎症性病变。

2．患者常自诉有视物模糊、视力下降、眼前黑影、暗点、闪光、视物变形等症状。

3. 眼底改变典型的表现为后极部多发性散在黄白色病灶,可伴有浆液性视网膜脱离,炎症消退后,这些病灶留下脉络膜视网膜瘢痕,可伴发脉络膜新生血管、视网膜下新生血管膜。

4. 一般无玻璃体和眼前段炎症反应。

5. 对于活动性炎症可用糖皮质激素联合其他免疫抑制剂治疗。

6. 黄斑区受累可导致严重的视力下降。

（七）多灶性脉络膜炎和全葡萄膜炎

1. 是一种以多灶性脉络膜炎为特征的炎症性疾病,常伴有玻璃体炎和前葡萄膜炎。

2. 多发于健康青壮年,女性多见,常伴有中度近视。

3. 病毒感染可能与此病有关,T 细胞、B 细胞免疫反应参与此病发生。

4. 患者常自诉有轻微视物模糊、视力下降、闪光、眼前黑影。

5. 眼底改变典型的表现为视网膜色素上皮层多灶性大小不等的灰白色病灶,可融合,病变多见于后极部和中周部,可伴有视网膜血管闭塞、视盘水肿,炎症消退后遗留下圆形或不规则陈旧性脉络膜视网膜病灶,伴色素沉着。

6. 患者可出现轻度至中度的玻璃体反应和前房炎症反应。

7. 可出现囊样黄斑水肿、脉络膜新生血管、视网膜前膜、视网膜下纤维化等多种并发症。

8. 荧光素眼底血管造影检查,活动性病灶于造影早期显示弱荧光,晚期显示强荧光,还可发现视网膜血管渗漏、视盘染色等改变。

9. 常用的治疗方法为糖皮质激素全身应用,多需与其他免疫抑制剂联合应用。

10. 大部分患者表现为复发性炎症,黄斑有受累者视力预后不良。

（八）视网膜下纤维化和葡萄膜炎综合征

1. 是一种涵盖了多种累及视网膜色素上皮层和脉络膜并以视网膜下纤维膜的形成为特征的炎症性疾病。

2. 多发生于健康成年人,常伴有近视,女性多见。

3. 其发生与自身免疫反应、病毒感染、大量 β- 转化生长因子和血管内皮生长因子产生有关。

4．患者自诉有单侧或双侧视力下降、眼前黑影、闪光、视物变形、中心暗点或多发性暗点。

5．早期的改变有多发性黄白色病变，边界不清，位于视网膜色素上皮层和脉络膜水平，可发生于后极部、视盘旁或中周部。

6．活动性病变可以消退，不遗留或遗留下脉络膜视网膜病灶，也可进展为更大的病变，形成大片状不规则的视网膜下纤维膜。

7．可伴有浆液性视网膜脱离、脉络膜新生血管、视盘炎，也可出现轻、中度玻璃体和前房炎症反应。

8．患者偶尔可出现巩膜炎或表层巩膜炎等改变。

9．荧光素眼底血管造影检查，活动性病灶于造影早期显示弱荧光，后期病变荧光染色，静止期病灶于造影早期呈弱荧光，后期荧光染色；视网膜下纤维病灶于造影晚期显示荧光染色。

10．通常需要糖皮质激素或联合其他免疫抑制剂治疗。

11．大范围视网膜下纤维病灶、黄斑区受累者可导致视力严重下降。

五、诊断

1．根据典型的眼底改变，后葡萄膜炎不难作出诊断。

2．后葡萄膜炎不是一种疾病，而是一类疾病。因此，在诊断后葡萄膜炎时，诊断出其病因或类型最为重要。

3．FFA 对判定视网膜炎、血管炎、视网膜新生血管、视网膜毛细血管无灌注等病变有重要作用。

4．ICGA 对判断脉络膜病变有独到的作用。

5．OCT 对判断黄斑、视盘及附近的病变有重要价值。

6．B 超对判定玻璃体混浊、视网膜脱离、脉络膜增厚和球壁水肿等有重要价值。

7．对于年龄较大的患者，出现对糖皮质激素无反应的视网膜浸润病灶、玻璃体混浊，应考虑眼内淋巴瘤所致伪装综合征的可能性。

8．对出现进展性的玻璃体黄白色混浊，应考虑到真菌或细菌性眼内炎。

9．对出现脉络膜视网膜萎缩病灶及附近活动性卫星病灶，应考虑到眼弓形虫病的可能性。

10. 出现脉络膜肉芽肿要考虑到结节病和结核的可能性。

11. 根据临床表现怀疑某种疾病时,应作相应的全身检查或实验室检查,以明确诊断。

六、治疗

(一)感染性葡萄膜炎

应根据感染的类型,给予相应的抗感染治疗。

(二)非感染性葡萄膜炎

1. 绝大多数后葡萄膜炎属于此种类型。

2. 糖皮质激素全身应用 适用于双侧病变的患者,初始剂量 0.5~1mg/(kg·d),以后根据患者的情况逐渐减量。

3. 糖皮质激素玻璃体内注射或放置缓释装置 主要适用于单侧病变或伴有囊样黄斑水肿的患者。

4. 环孢素 是常用的药物,初始剂量 3~5mg/(kg·d),维持剂量 2mg/(kg·d)。

5. 甲氨蝶呤 7.5~15mg/周。

6. 苯丁酸氮芥 0.1mg/(kg·d)。

7. 环磷酰胺 50~100mg/(kg·d)。

8. 麦考酚酸酯 0.5~1g/d。

9. 抗肿瘤坏死因子抗体 适用于顽固性非感染性后葡萄膜炎,使用前应排除活动性结核和肝炎,并在有经验医生指导下用药。

七、预后

1. 总体而言,及时诊断和正确治疗可使大多数患者恢复较好的视力。

2. 黄斑裂孔、持久性囊样黄斑水肿、视网膜萎缩、视神经萎缩可导致视力严重下降或丧失。

第五章
视网膜血管炎

一、概述

视网膜血管炎（retinal vasulitis）是一组累及视网膜血管的炎症性疾病，包括三种类型：

1. 原发性视网膜血管炎单独存在，不伴有全身改变或全身性自身免疫性疾病。

2. 视网膜血管炎作为全身性血管炎的一部分。

3. 视网膜血管炎继发于其他眼组织炎症或恶性肿瘤。

二、病因和发病机制

1. 视网膜血管炎的病因和发病机制尚不完全清楚。

2. 可能与免疫复合物沉积于视网膜血管壁有关，也可能与视网膜抗原或其他抗原的细胞免疫反应、Th1细胞、Th17细胞过度激活等有关。

三、分类

（一）根据血管炎累及血管管径的分类（Chapel Hill分类法）

1. 大血管血管炎；

2. 中等大小血管血管炎；

3. 小血管血管炎。

（二）根据病因、伴随的疾病等的分类

1. 感染性疾病　包括巨细胞病毒、单纯疱疹病毒、水痘-带状疱疹病毒、人类免疫缺陷病毒、结核分枝杆菌、梅毒螺旋体、弓形虫、立克次体、多种真菌等引起的血管炎。

2. 伴有全身性疾病的血管炎　包括Behcet病、类风湿性疾病、Crohn病、溃疡性结肠炎、肉芽肿性多血管炎（Wegener肉芽肿）、结节病、结节性动脉炎、

复发性多软骨炎、多肌炎等伴发的视网膜血管炎，视网膜血管炎可以是它们的唯一表现或主要组成部分。

3. 原发于眼部的血管炎　主要有特发性视网膜血管炎、特发性幼年型视网膜血管炎、Eales 病等。

4. 继发于恶性肿瘤的视网膜血管炎　主要包括眼内 - 中枢神经系统淋巴瘤所致的伪装综合征、白血病所致的伪装综合征和恶性肿瘤眼内转移所致的伪装综合征。

5. 药物性视网膜血管炎。

（三）根据受累血管的性质分类

1. **影响视网膜动脉的血管炎**　主要有急性视网膜坏死综合征、系统性红斑狼疮伴发的视网膜血管炎、结节性多动脉炎伴发的视网膜血管炎、Behcet 病性视网膜血管炎、梅毒性视网膜血管炎等。

2. **累及视网膜毛细血管的血管炎**　主要有 Behcet 病性视网膜血管炎、幼年型特发性视网膜血管炎、肾小管间质性肾炎葡萄膜炎综合征等。

3. **累及视网膜静脉的血管炎**　主要有鸟枪弹样脉络膜视网膜病变、Eales病、结节病性视网膜血管炎、Behcet 病性视网膜血管炎、霜样树枝状视网膜血管炎、结核性葡萄膜炎、多发性硬化等。

四、临床表现

（一）视网膜静脉炎和静脉周围炎

1. 患者可有眼前黑影、视物模糊或视力下降。

2. 出现包绕视网膜静脉的血管鞘，一些患者出现广泛的视网膜静脉鞘或霜样树枝状血管鞘。

3. 视网膜静脉节段性或全程受累。

4. 通常出现视网膜出血（图 2-5-1）、水肿、渗出、微动脉瘤、新生血管等改变。

5. 常伴有玻璃体炎症细胞及混浊。

6. 可出现增殖性玻璃体视网膜病变，也可出现牵拉性视网膜脱离。

（二）视网膜动脉炎

1. 患者可有眼前黑影、视物模糊或视力下降。

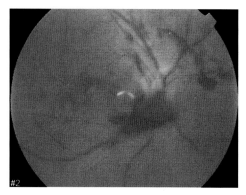

图 2-5-1　视网膜血管炎患者的视网膜出血

2. 视网膜毛细血管前小动脉阻塞通常引起视网膜棉絮状斑（图 2-5-2）。

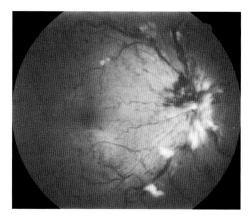

图 2-5-2　视网膜血管炎患者的视网膜棉絮斑

3. 视网膜动脉血管鞘或闭塞，血管变为白线。

（三）视网膜毛细血管炎

1. 患者可有眼前黑影、闪光、视物变形、视物模糊、视力下降等症状。

2. 视网膜在检眼镜下可无明显异常改变，也可表现为大范围的水肿。

3. 常伴有囊样黄斑水肿。

4. 常伴有明显的玻璃体混浊和玻璃体炎症细胞。

5. 视网膜毛细血管炎症长期存在可致视网膜新生血管及增生性改变。

五、并发症

1. 视网膜或视盘新生血管(图2-5-3)是常见的并发症。

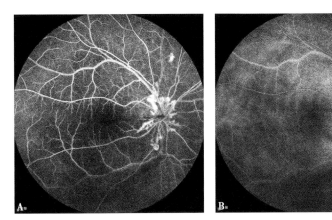

图2-5-3 视网膜血管炎患者的视盘新生血管

2. 视网膜出血和玻璃体积血。

3. 虹膜红变和新生血管性青光眼。

4. 增殖性玻璃体视网膜病变,后期可引起牵拉性视网膜脱离。

5. 视网膜萎缩、视神经萎缩。

6. 脉络膜新生血管(图2-5-4)。

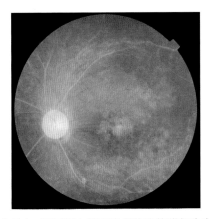

图2-5-4 视网膜血管炎患者的脉络膜新生血管

六、辅助检查及实验室检查

1. **FFA** 对确诊视网膜血管炎,特别是对确诊视网膜微血管炎有独特的价值,可发现血管渗漏、血管壁染色(图 2-5-5)、囊样黄斑水肿(图 2-5-6)、出血遮蔽荧光、毛细血管无灌注等改变。

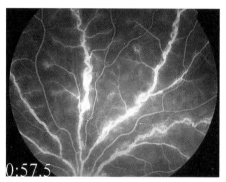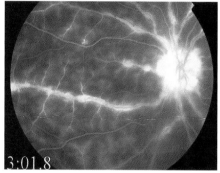

图 2-5-5 视网膜血管炎患者 FFA 检查显示血管壁染色、广泛血管渗漏和视盘染色渗漏

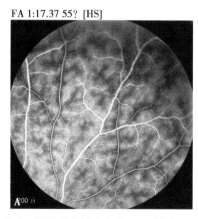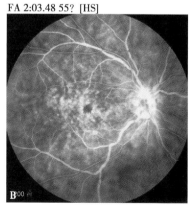

图 2-5-6 视网膜血管炎患者 FFA 检查显示弥漫性微血管渗漏(A)和囊样黄斑水肿(B)

2. **B 超** 可发现患者的玻璃体混浊、增殖性改变和视网膜脱离。

3. **OCT** 对发现患者的囊样黄斑水肿、黄斑区视网膜脱离、视网膜前膜、视盘肿胀、视网膜萎缩(图 2-5-7)等病变有重要的帮助。

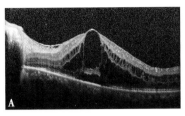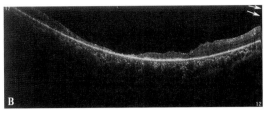

图 2-5-7 视网膜血管炎患者 OCT 检查,显示囊样黄斑水肿(A)和视网膜萎缩(B)

七、诊断

1. 主要根据典型的眼底改变,如血管迂曲扩张、血管鞘、血管闭塞、出血等。

2. 应注意全身表现,以确定或排除特定的血管炎类型或全身性疾病。

3. 前述辅助检查对确诊视网膜血管炎及其并发症有重要价值。

4. 对怀疑结核、梅毒引起的视网膜血管炎应做相应的实验室检查和全身检查。

八、鉴别诊断

(一)特发性幼年型视网膜血管炎

1. 多见于 16 岁以下。

2. 女性多见,多为双侧受累。

3. 表现为眼前黑影、视物模糊或视力下降。

4. 可出现轻微视网膜水肿、黄斑渗出、视盘肿胀,也可无明确的眼底改变。

5. 可并发视网膜或视盘新生血管。

6. 常伴有轻度前房闪辉、少量至中等量前房炎症细胞。

7. FFA 发现广泛视网膜微血管渗漏,可伴有囊样黄斑水肿、视网膜毛细血管无灌注等改变。

(二)Eales 病(视网膜静脉周围炎)

1. 多发于 20 ~ 30 岁男性。

2. 多为双侧受累。

3. 典型眼底改变包括:

(1)视网膜出血、视网膜静脉血管鞘。

（2）局灶性或大片状视网膜毛细血管无灌注。

（3）常出现视网膜或视盘新生血管。

（4）反复发生的玻璃体积血。

（5）后期易发生增殖性玻璃体视网膜病变和牵拉性视网膜脱离。

4. 可伴有头痛、便秘、鼻衄、烦躁、失眠、咽痛等全身表现。

（三）Behcet 病性视网膜血管炎

1. 多发于中青年,通常为双侧受累。

2. 视网膜毛细血管通常最早受累,继之静脉和动脉受累。

3. 早期多表现为视网膜水肿、囊样黄斑水肿、视网膜血管阻塞、出血等改变,后期则往往表现为视网膜血管变细、闭塞和幻影血管。

4. 常伴有玻璃体混浊和眼前段炎症改变。

5. 常有复发性口腔溃疡、皮肤多形性病变、复发性阴部溃疡等多种全身改变。

（四）急性视网膜坏死综合征

1. 是由水痘-带状疱疹病毒或单纯疱疹病毒所引起。

2. 可见于任何年龄,男性多见,多为单侧受累。

3. 典型改变为早期出现周边部视网膜坏死病灶,视网膜动脉血管鞘、血管闭塞,视网膜坏死区沿血管分布,可伴有片状视网膜出血,后期易发生裂孔源性视网膜脱离,常伴有明显的玻璃体混浊和炎症反应。

4. 早期常有羊脂状 KP 和眼压升高。

5. 一些患者可有眼带状疱疹、单纯疱疹病毒性皮肤改变,偶尔可出现病毒性脑炎。

（五）鸟枪弹样脉络膜视网膜病变

1. 见于成年欧罗巴人种,男女发病比例相似,双侧受累多见。

2. 典型的眼底改变为:

（1）赤道部以后的位于视网膜色素上皮层的多发性奶油状病变。

（2）视网膜静脉炎和静脉周围炎,表现为视网膜血管变细、血管迂曲、血管鞘、视网膜出血、视网膜新生血管,常发生囊样黄斑水肿。

3. HLA-A29 抗原阳性。

（六）结节性动脉炎伴发的视网膜血管炎（葡萄膜炎）

1. 多发于成年人，男性多见。

2. 患者可出现以下多种眼部病变：

（1）巩膜炎、表层巩膜炎、巩膜角膜炎。

（2）视网膜血管炎表现为血管闭塞、视网膜出血、棉絮斑。

（3）非肉芽肿性虹膜睫状体炎。

（4）玻璃体混浊和炎症细胞。

（5）全葡萄膜炎。

3. 常伴有紫癜、皮下结节，可出现肾脏损害如高血压、蛋白尿、血尿，也可能出现心血管、神经系统、胃肠道、骨骼、肌肉等的损害。

（七）肉芽肿性多血管炎（Wegener 肉芽肿）伴发的视网膜血管炎

1. 是一种坏死性肉芽肿性血管炎，主要累及上呼吸道和肾脏。

2. 多发于 30～50 岁成年人，男性稍多见。

3. 患者可出现以下多种眼部病变：

（1）巩膜炎、表层巩膜炎、角膜炎、结膜炎、视神经血管炎、视网膜动脉或静脉闭塞、脉络膜动脉闭塞等。

（2）前葡萄膜炎、后葡萄膜炎、视网膜血管炎、全葡萄膜炎。

4. 视网膜血管炎改变

（1）视网膜水肿、出血。

（2）视网膜中央动脉血栓形成和静脉阻塞。

（3）视网膜新生血管形成。

5. 伴有多系统受累

（1）上下呼吸道肉芽肿、鼻窦炎、鼻溃疡、鼻衄、肺部浸润和结节等。

（2）肾小球肾炎，出现蛋白尿、血尿、红细胞管型，甚至肾功能衰竭。

（3）也可出现皮肤紫癜、结节、关节肌肉疼痛、神经系统受累、心肌炎等。

6. 组织学检查对诊断有重要帮助。

7. 抗中性粒细胞胞浆抗体检测对诊断有帮助。

（八）结节病性视网膜血管炎

1. 多发于 20～50 岁的成年人，女性多见，多为双侧受累。

2. 眼部可出现以下多种病变：

（1）结膜结节、泪腺炎、巩膜炎、巩膜葡萄膜炎。

（2）可出现前、中间、后和全葡萄膜炎。

3. 视网膜血管炎典型的表现为血管周围黄白色渗出斑（蜡烛斑）、视网膜血管鞘、视网膜水肿、出血、血管闭塞。

4. 伴有多系统受累：

（1）肺门淋巴结和纵隔淋巴结肿大，多种肺叶改变。

（2）周围淋巴结肿大。

（3）结节性红斑、冻疮样狼疮、斑丘疹、肉芽肿结节。

（4）其他：关节炎、中枢神经系统受累、肝脏肿大、心脏病变、肾脏损害等。

（九）急性后极部多灶性鳞状色素上皮病变

1. 多发于 20～30 岁的成年人，男女发病比例相似。

2. 出现以下典型眼部改变：

（1）位于视网膜色素上皮层的后极部多发性圆形、卵圆形黄白色病变。

（2）病变散在分布或融合。

（3）可伴有浆液性视网膜脱离。

（4）病变通常自行消退，可遗留瘢痕和色素沉着。

（5）少数患者可出现表层巩膜炎、角膜炎。

（6）囊样黄斑水肿、视盘炎、视网膜下新生血管等。

3. 可出现视网膜血管炎改变，如血管迂曲扩张、视网膜血管鞘、视网膜静脉阻塞。

（十）Crohn 病伴发的视网膜血管炎（葡萄膜炎）

1. Crohn 病多发于青壮年，女性多见。

2. 可出现以下多种眼部病变：

（1）表层巩膜炎、巩膜炎、巩膜葡萄膜炎、结膜炎、角膜炎、视神经炎、眼眶和眼外肌病变。

（2）易发生急性非肉芽肿性或慢性肉芽肿性前葡萄膜炎，也可发生其他类型的葡萄膜炎。

3. 可出现视网膜动脉栓塞、视网膜动脉闭塞、视网膜水肿、出血、棉絮斑、血管鞘、玻璃体积血、玻璃体混浊及炎症细胞。

4. 全身病变典型表现为右下腹疼痛、腹泻、便秘、右下腹肿块、体重减轻、腹腔内脓肿、肛周瘘管及脓肿、有痛性口腔溃疡、各种关节炎等。

（十一）霜样树枝状视网膜血管炎

1. 发生于儿童及成年人，男女发病相似、多为双侧受累。

2. 视网膜血管炎有以下典型改变：

（1）视网膜血管迂曲、扩张，动静脉均可受累，但以静脉受累常见。

（2）广泛的视网膜血管鞘，类似挂满冰霜的树枝，中周部视网膜血管受累多见。

（3）视网膜水肿、渗出、点状或片状出血，偶尔引起玻璃体积血、囊样黄斑水肿、渗出性视网膜脱离等。

3. 可伴有免疫功能受抑制的表现或获得性免疫缺陷综合征的表现。

（十二）眼内-中枢神经系统淋巴瘤所致的视网膜血管炎（伪装综合征）

1. 多发于60岁以上者，男女发病比例相似。

2. 眼部改变有眼底黄白色奶油状病变，多隐匿发病，呈持续性进展，对糖皮质激素治疗无反应或不敏感，也可出现视网膜血管鞘、视网膜出血、视网膜血管闭塞、视网膜水肿、持续加重的玻璃体混浊，FFA检查可见视网膜血管渗漏、血管壁染色等改变。

3. 可伴有中枢神经系统损害、颅内压增高等改变。

4. 颅脑和眼部CT、磁共振检查有助于诊断和鉴别诊断。

（十三）梅毒性视网膜血管炎（葡萄膜炎）

1. 可发生于任何年龄。

2. 临床改变多种多样，可表现为前、中间、后和全葡萄膜炎，但以后葡萄膜炎为常见。

3. 视网膜血管炎通常引起以下改变：

（1）视网膜血管鞘。

（2）视网膜水肿、渗出、视网膜神经上皮层脱离。

（3）多发性视网膜黄白色点状变、视网膜点片状出血、视网膜坏死等。

（4）视网膜血管闭塞。

4．可伴有多种全身性改变

（1）常有皮疹（多见于手掌、脚掌及四肢）、皮肤溃疡、淋巴结病等损害。

（2）可有发热、头痛、恶心、厌食、脱发、口腔溃疡、关节疼痛等改变。

（3）可有主动脉炎、主动脉瘤、主动脉瓣和冠状动脉瓣异常等。

（4）也可有脑膜炎、脑膜脑炎的各种临床表现。

5．梅毒血清学检查通常可以确定诊断。

（十四）结核性视网膜血管炎

1．眼部病变可由结核分枝杆菌直接感染所致，也可能是由过敏反应所致。

2．常表现为视网膜血管闭塞。

3．易发生周边毛细血管闭塞和视网膜新生血管。

4．印度资料显示，Eales病可能是由结核分枝杆菌引起的过敏反应所致。

5．胸部X线或CT检查、结核菌素皮试或γ干扰素释放实验对诊断有一定帮助。

（十五）弓形虫引起的视网膜血管炎、视网膜炎

1．眼弓形虫病在我国少见。

2．眼弓形虫病特征性的改变是局灶性坏死性视网膜炎，后期则引起视网膜萎缩病灶。

3．典型的眼底改变为黄斑区视网膜病灶，新的病灶往往出现在陈旧性病变周围，形成所谓的卫星病灶。

4．可出现视网膜病灶旁或远离视网膜病灶的血管炎。

5．也可出现霜样树枝状视网膜血管炎的表现。

6．眼内液、血清特异性抗体和免疫球蛋白检查有助于诊断和鉴别诊断。

（十六）多发性硬化

1．是一种病因和发病机制尚不完全清楚的中枢神经系统脱髓鞘和硬化性疾病。

2．多发于20~40岁的女性。

3．可引起肉芽肿性和非肉芽肿性前葡萄膜炎、中间葡萄膜炎、视网膜炎、视网膜静脉炎和视神经炎。

4．视网膜静脉周围炎是该病的常见表现，它可进展为闭塞性周边部的视网

膜血管炎,最终导致视网膜新生血管形成,甚至是裂孔源性视网膜脱离。

5. 磁共振检查发现脑内脱髓鞘斑,对诊断有重要帮助。

九、治疗

（一）治疗选择

1. **感染性视网膜血管炎** 应给予针对性抗感染治疗。

2. **特发性和自身免疫性视网膜血管炎** 应给予糖皮质激素和／或其他免疫抑制剂。

3. **伴有全身性疾病的视网膜血管炎** 应从整体入手考虑治疗全身性疾病和视网膜血管炎。

4. **视网膜毛细血管无灌注、缺血** 治疗炎症的同时可进行激光治疗,以消除无血管区。

5. **视网膜新生血管** 积极治疗炎症情况下进行激光治疗或给予抗 VEGF 的生物制剂治疗。

6. **持久的玻璃体积血和增殖性玻璃体视网膜病变** 积极治疗炎症的情况下可考虑进行玻璃体切除手术。

（二）糖皮质激素

1. 全身糖皮质激素治疗

（1）通常选用泼尼松,初始剂量一般为 0.5～0.8mg/（kg·d）。

（2）口服治疗 1～2 周后,待炎症减轻则应逐渐减量。

（3）在治疗过程中应根据炎症消退情况、药物的副作用等调整剂量治疗。

（4）注意此药对生长发育的影响及消化道溃疡、中枢神经系统异常、股骨头坏死、内分泌紊乱等副作用。

2. 玻璃体内注射糖皮质激素

（1）主要适用于顽固性视网膜血管炎,特别是伴有囊样黄斑水肿的患者。

（2）玻璃体内注射可重复进行,但不宜频繁注射。

（3）应注意糖皮质激素注射引起的眼压升高、晶状体后囊下混浊、眼内感染等副作用或并发症。

（三）其他免疫抑制剂

1. 苯丁酸氮芥

（1）初始剂量通常为 0.1mg/（kg·d）。

（2）治疗 3~6 个月后逐渐减量，维持剂量一般为 2mg/d。

（3）在治疗过程中应根据炎症消退情况和毒副作用调整剂量。

（4）应注意此药的骨髓抑制、不育、肝肾损害、胃肠道反应等副作用。

2. 环磷酰胺

（1）初始剂量一般为 2mg/（kg·d）。

（2）治疗 3~5 个月后逐渐减量，维持剂量通常为 1mg/（kg·d）。

（3）应注意此药的骨髓抑制、膀胱毒性、不育、继发恶性肿瘤等副作用。

3. 环孢素

（1）治疗初始剂量为 3~5mg/（kg·d）。

（2）治疗数月后逐渐减量，维持剂量一般为 2mg/（kg·d）。

（3）应注意此药的肾毒性、肝毒性、心血管毒性及中枢神经系统损害等副作用。

4. 甲氨蝶呤

（1）主要用于伴有关节炎的视网膜血管炎。

（2）治疗初始剂量为 7.5~15mg/周。

（3）治疗 3~5 个月后逐渐减量。

（4）应注意此药的肝毒性、骨髓抑制等副作用。

5. 硫唑嘌呤

（1）在上述免疫抑制剂无效时可联合或单独使用此药。

（2）治疗初始剂量为 2mg/（kg·d）。

（3）治疗 3~5 个月后逐渐减量。

（4）应注意此药的骨髓抑制、继发恶性肿瘤、肝肾损害等副作用。

6. 秋水仙碱

（1）主要用于 Behcet 病性视网膜血管炎。

（2）治疗初始剂量通常为 0.5mg，每日 2 次。

（3）治疗 3~5 个月后逐渐减量。

（4）应注意此药引起的胃肠道反应、骨髓抑制、不育、肾毒性和神经系统毒性等副作用。

7. 抗肿瘤坏死因子抗体

（1）适用于顽固性非感染性视网膜血管炎（如 Behcet 病性视网膜血管炎）和葡萄膜炎。

（2）一般选用阿达木单抗。

（3）初次剂量 40～80mg 皮下注射，以后每 2 周 1 次，随着疾病好转，则逐渐延长注射间隔。

（4）治疗前应排除活动性结核、肝炎，治疗过程中应注意这两种疾病的复发。

（四）抗感染治疗

对于确定为感染性视网膜血管炎（葡萄膜炎、眼内炎），应根据感染的类型给予相应的抗感染治疗（详见有关章节）。

（五）抗 VEGF 的生物制剂

对于有顽固性囊样黄斑水肿或视网膜新生血管的患者，可考虑玻璃体内注射康柏西普这类的抗 VEGF 生物制剂。

（六）手术治疗

1. 激光治疗

（1）主要用于视网膜毛细血管无灌注和视网膜新生血管。

（2）最好在使用免疫抑制剂将炎症控制或基本控制的情况下进行激光治疗。

（3）激光治疗不能消除新生血管形成的病因，因此，应使用免疫抑制剂从根本上治疗视网膜血管炎。

2. 玻璃体切除术

（1）适用于顽固性玻璃体积血、增殖性玻璃体视网膜病变的患者。

（2）手术应尽可能在炎症得到控制的情况下进行。

（3）手术前后宜使用糖皮质激素和 / 或其他免疫抑制。

十、预后

1. 合并的全身性血管炎可能导致患者死亡。

2. 患者的视力预后与视网膜血管炎的类型、炎症的严重程度，以及治疗是否及时和正确有关。

3. 有增殖性玻璃体视网膜病变者预后通常较差。

4. 有持久性囊样黄斑水肿者预后通常较差。

第六章
少年儿童葡萄膜炎

一、概述

1. 少年儿童葡萄膜炎是指发生于 16 周岁以下人群的疾病。

2. 少年儿童葡萄膜炎不是一种特定类型，而是包括了在 16 周岁以下人群中发生的所有类型的葡萄膜炎，有感染性、非感染性，有特定类型（如 Behcet 病、Vogt- 小柳原田病、Blau 综合征），也有特发性葡萄膜炎，还有肿瘤所致的伪装综合征。因此，在临床上应确诊病因和类型，而不是笼统地诊断为少年儿童葡萄膜炎。

3. 少年儿童葡萄膜炎在整个葡萄膜炎所占比例为 5%～10%，在过去 10 年中我们诊治的 15 000 多例葡萄膜炎病例中，少年儿童葡萄膜炎占 12.4%。

4. 在整个少年儿童葡萄膜炎中，男女比例相似，但对于一些特定类型而言，可能有性别差异。

二、病因和发病机制

1. 特发性葡萄膜炎是最常见的类型，占患者总数的 80%。

2. 在西方国家，眼弓形虫病、眼弓蛔虫病是常见的少年儿童感染性葡萄膜炎，但在我国，这两种类型少见。

3. 幼年型特发性关节炎是少年儿童葡萄膜炎中最常伴发的全身性疾病。

4. 视网膜母细胞瘤、白血病是少年儿童伪装综合征的常见类型。

三、临床表现

（一）症状

1. 眼红、眼痛、畏光、流泪，尽管可以出现，但没有成人那么常见。

2. 视力下降发现较晚，由于患者的表述能力不够完善，视力下降往往被忽略，有不少患者在体检时或因白瞳征、斜视去医院检查时才发现患有葡萄膜炎。

3.伴有全身性疾病者可有相应的全身改变。

（二）体征

1. **睫状充血** 常见于年龄较大的患者,不少患者没有睫状充血、混合充血,因此也被称为白色葡萄膜炎。

2. **角膜后沉着物（KP）** 是常见的改变,多数表现为羊脂状,也可为尘状,后者多见于年龄较大的患者。

3. **前房闪辉和细胞** 是常见的改变,闪辉的程度和细胞数量则因炎症阶段、葡萄膜炎类型有很大不同。

4. **虹膜前、后粘连** 虹膜后粘连非常常见,完全性虹膜后粘连也不少见（图 2-6-1）,虹膜前粘连则相对少见。虹膜前、后粘连多见于慢性炎症患者,易于引起继发性青光眼。

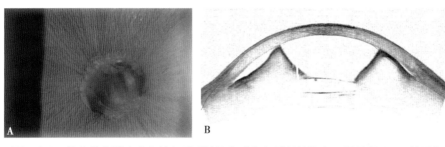

图 2-6-1 儿童葡萄膜炎患者的虹膜后粘连（A）和虹膜前粘连（B,眼前段 OCT 结果）

5. **虹膜结节** 在儿童葡萄膜炎患者中比较常见,可表现为 Koeppe 结节和/或 Bussaca 结节,表现为半透明的西米状,还可出现虹膜肉芽肿（图 2-6-2）。

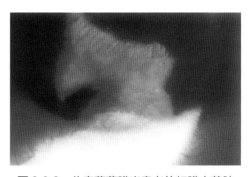

图 2-6-2 儿童葡萄膜炎患者的虹膜肉芽肿

6. **玻璃体混浊、炎症细胞**　在儿童葡萄膜炎中比较常见,据报道,少年儿童也易发生中间葡萄膜炎,即出现玻璃体雪球状混浊和睫状体平坦部、玻璃体基底部雪堤样改变。

7. **眼底改变**　整体而言,除了 Vogt- 小柳原田病、Behcet 病等一些特定类型,多数患者无明确的眼底改变。但在这些患者中,荧光素眼底血管造影则发现有 80% 的患者有视网膜血管渗漏(图 2-6-3),即有亚临床视网膜血管炎。

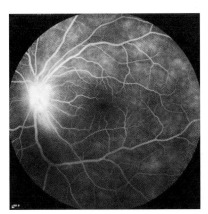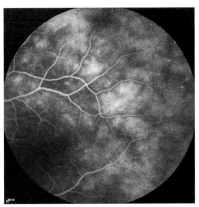

图 2-6-3　儿童葡萄膜炎患者 FFA 检查,发现视网膜血管渗漏和视盘染色

四、并发症

少年儿童葡萄膜炎多表现为慢性、顽固性炎症,因此易发生多种并发症。

1. **角膜带状变性**

(1)是少年儿童葡萄膜炎最常见的并发症。

(2)最早发生于 3 点和 9 点角膜缘附近,随着病程的进展,带状变性面积扩大,最后往往发展为横跨性角膜带状变性(图 2-6-4)。

2. **并发性白内障**　是少年儿童葡萄膜炎的常见并发症,尤其易发生于慢性、肉芽肿性炎症的患者,病程越长发生率越高。

3. **继发性青光眼**　也是少年儿童葡萄膜炎常见的并发症,多数是由虹膜后粘连、前粘连、房角粘连引起的。

4. **眼后段并发症**　包括增殖性玻璃体视网膜病变(图 2-6-5)、视网膜前膜、囊样黄斑水肿、黄斑裂孔、视网膜新生血管、脉络膜新生血管（图2-6-6）、视网膜脱离等在少年儿童葡萄膜炎中均可发生，尤其易发生于有顽固性视网膜血管炎的患者。

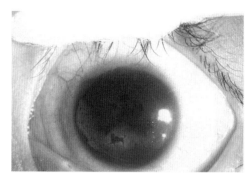

图2-6-4 少年儿童葡萄膜炎患者的横跨性角膜带状变性

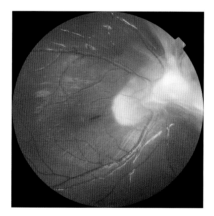

图2-6-5 少年儿童葡萄膜炎患者的增殖性玻璃体视网膜病变

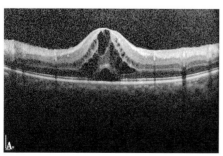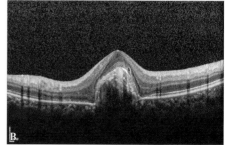

图2-6-6 少年儿童葡萄膜炎患者OCT检查，显示囊样黄斑水肿（A）和脉络膜新生血管（B）

5. **眼球萎缩**　是慢性、顽固性少年儿童葡萄膜炎的严重并发症,睫状体萎缩、功能衰竭及增殖膜牵拉所致的睫状体脱离是导致眼球萎缩的主要原因。

五、诊断

1. 少年儿童葡萄膜炎是一类病因和种类复杂的疾病,其诊断往往需要结合病史、临床表现、辅助检查及必要的实验室检查综合判断。

2. 诊断时,首先要分清楚是肉芽肿性还是非肉芽肿性炎症,是否伴有全身性疾病,是否有肿瘤引起伪装综合征的可能性。

3. 关节炎,特别是少关节炎的存在往往提示幼年型特发性关节炎伴发的葡萄膜炎,对于可疑患者应进行进一步检查,对可疑的患者应请风湿科医生会诊。

4. 对于少年儿童出现不明原因的斜视、白瞳征、视力下降,应进行详细的眼科检查,以确定或排除葡萄膜炎的诊断。

5. 对于出现絮状前房积脓和大的虹膜结节,应考虑视网膜母细胞瘤所致伪装综合征的可能性。

6. 角膜带状变性,除玻璃体内硅油填充外,基本上是由葡萄膜炎所引起的,对于出现此种病变者应进行详细的眼科检查,以确定诊断。

7. 病毒性葡萄膜炎的绝大多数患者往往有典型的临床特征,根据这些特征,对绝大多数患者可以作出正确诊断,一般不需要进行眼内液病毒抗体检查。

8. 眼弓形虫病、眼弓蛔虫病在我国少见,两种疾病都有典型的临床表现,对可疑患者可行眼内液抗体检测,应测定 4 个指标(眼内液中抗病原体特异性抗体和 IgG 总量、血清中抗病原体特异性抗体和 IgG 总量),然后计算出 Witmer 系数。如果 Witmer 系数在 2 以下可以排除诊断,如大于 4,大致上可以作出诊断(但也有大于 20 不是这些病原体引起的情况)。

9. 对于出现关节炎,手指、脚趾关节畸形,关节囊肿,皮疹的患者应考虑 Blau 综合征,并检测 NOD2 基因变异,以确定诊断。

10. 对少年儿童葡萄膜炎原则上宜行荧光素眼底血管造影检查,以判断有无视网膜血管炎的存在。

11. 在诊治少年儿童葡萄膜炎时,应与风湿科、小儿科等密切合作,以期确定是否伴有全身性疾病。

12. 对于出现前房积脓、显著玻璃体混浊者,应考虑到眼内炎的可能性。

六、治疗

(一)睫状肌麻痹剂和扩瞳剂

1. 对于严重的活动性炎症,应给予 2% 阿托品或 2% 后马托品眼膏涂眼,炎症减轻后应给予短效的托吡卡胺治疗。

2. 不应长期使用阿托品眼膏,因其可造成长时间瞳孔扩大,有可能造成瞳孔开大情况下的虹膜后粘连。

(二)糖皮质激素

1. **点眼治疗**　主要用于有前房炎症的患者,严重炎症可给予 0.1% 地塞米松或 1% 醋酸泼尼松龙滴眼剂点眼,每小时点眼 1 次,炎症减轻后则应降低点眼频度。

2. **眼周注射**　对于顽固性后葡萄膜炎,特别是伴有持久性囊样黄斑水肿的患者,可给予曲安奈德 20mg 后 Tenon 囊下注射。

3. **玻璃体内注射或放置缓释装置**　其适应证与后 Tenon 囊下注射相似。

4. **全身应用**　对于双侧少年儿童中间葡萄膜炎、后葡萄膜炎、全葡萄膜炎,特别是伴有全身病变的患者,应全身使用糖皮质激素。使用糖皮质激素应特别注意其对生长发育的影响。基于这一原因和少年儿童葡萄膜炎多是慢性炎症这一特点,全身使用糖皮质激素应选择低剂量、长时间的策略,常用剂量是 0.4 ~ 0.6mg/(kg•d),在炎症控制后,再逐渐减量。

(三)其他免疫抑制剂

1. **甲氨蝶呤**　是治疗伴有关节炎儿童葡萄膜炎的常用药物,治疗所用剂量 5 ~ 15mg/ 周,常联合叶酸治疗,以减少贫血的发生率。

2. **环磷酰胺、苯丁酸氮芥**　因其对生育有影响,一般不选用这两种药物,但在女性月经来潮之后可根据需要选用。

3. **麦考酚酸酯**　具有抑制 T 和 B 淋巴细胞的作用,适用于顽固性少年儿童葡萄膜炎患者,常用剂量为 10 ~ 30mg/(kg•d),应注意此药导致的白细胞减少、血小板减少等副作用。

(四)生物制剂

1. 目前,用于少年儿童葡萄膜炎的生物制剂主要是针对肿瘤坏死因子的抗体(阿达木单抗),适用于对糖皮质激素和其他免疫抑制剂不敏感或不能耐受的患者,常用剂量为 20 ~ 40mg,皮下注射,每 2 周 1 次,在炎症控制后,可降低注射频度。在治疗前应排除活动性结核、肝炎,并在治疗过程中应定期复查,以免引起潜在结核、肝炎的复发。

2. 可用于儿童 Behcet 病的生物制剂,除阿达木单抗外,还有 α 干扰素,常用剂量为 300 万 U,皮下或肌内注射,每天 1 次,在炎症控制后则逐渐降低注射频度。

(五)抗感染制剂

1. 如能确定病因,则可给予特定的抗感染治疗。

2. 不需要使用预防性抗生素治疗。

(六)并发性白内障的治疗

1. 白内障手术治疗应在炎症完全控制后进行,一般而言,幼年型特发性关节炎伴发的葡萄膜炎、Blau 综合征和一些炎症经久不愈的患者,应在炎症控制数个月后才行手术治疗。而对于炎症易于控制或无完全性虹膜后粘连的患者,可适当缩短炎症静止期到手术的时间。

2. 白内障超声乳化联合人工晶状体植入术对大多数炎症得到很好控制的少年儿童葡萄膜炎而言是适用的,并且能获得较好效果。

3. 对于一些非常顽固的炎症患者,可考虑行二期人工晶状体植入手术。

4. 继发性青光眼的治疗

(1)由炎症引起的应积极抗炎治疗,糖皮质激素滴眼剂、睫状肌麻痹剂和降眼压药物通常可使炎症迅速消退和眼压迅速下降。

(2)对于虹膜完全后粘连的患者,应在抗炎、降眼压治疗的同时,尽快行虹膜周切术或激光虹膜切开术,一般而言,前者的成功率要高于后者。

(3)对于房角广泛粘连或是大范围虹膜周边前粘连患者,应在抗炎、降眼压的同时尽快行相应的抗青光眼手术治疗。

(七)角膜带状变性治疗

1. 位于 3 点和 9 点角膜缘的带状变性不需治疗。

2. 当角膜带状变性发生于瞳孔区并显著影响视力时,可考虑行手术治疗。手术方式有两种:一种是角膜带状变性祛除术,另一种是准分子激光治疗性角膜切削术。总体而言,后者的效果要优于前者。

七、预后

1. 早期正确诊断和治疗可使绝大多数患者恢复较好的视力。

2. 顽固性高眼压、视神经萎缩、持久性囊样黄斑水肿、增殖性玻璃体视网膜病变、黄斑前膜、黄斑裂孔,常导致严重的视力下降。

第七章
Eales 病

一、概述

1. Eales 病又被称为视网膜静脉周围炎,是一种主要累及视网膜静脉的血管周围炎。

2. 此病主要发生于中青年,男性多见。

二、病因和发病机制

1. 尚不完全清楚,多发于印度,有人认为与结核感染有关。

2. 对自身抗原的免疫反应也可能参与此病的发生。

三、临床表现

(一)症状

1. 视物模糊、视力下降或严重下降。

2. 眼前黑影、闪光。

(二)体征

1. 视网膜静脉血管鞘、血管闭塞 多发生于周边视网膜(图 2-7-1),常伴有视网膜出血、渗出、视网膜新生血管、毛细血管无灌注等改变。

2. 复发性玻璃体积血 有时出血严重,阻挡整个眼底。

3. 增殖性玻璃体视网膜病变 可出现牵拉性视网膜脱离。

4. 玻璃体、前房可有少量炎症细胞。

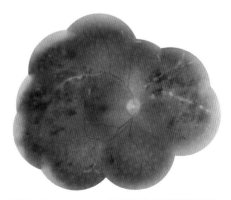

图 2-7-1 Eales 病患者的视网膜静脉血管鞘和血管闭塞

四、诊断和鉴别诊断

1. 在青壮年中出现的复发性视网膜静脉周围炎是此病的典型特征。

2. 复发性视网膜出血、玻璃体积血,伴视网膜新生血管。

3. FFA 检查发现视网膜血管渗漏、血管壁染色、毛细血管无灌注,视网膜新生血管等改变,对诊断有重要帮助(图 2-7-2)。

FA 1:42.14 55? ART [HS]　　　FA 5:38.32 102? ART [HS]　　　FA 3:27.15 55°　ART [HR]

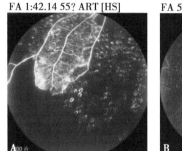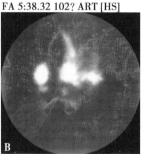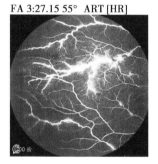

图 2-7-2　Eales 病患者的视网膜毛细血管无灌注(A、B)、视网膜新生血管和血管壁染色(C)

4. 此病应与结节病、Behcet 病、特发性视网膜炎、急性视网膜坏死综合征、巨细胞病毒性视网膜炎等相鉴别。

五、治疗

1. **有活动性结核者**　应给予抗结核治疗。

2. **免疫抑制剂**　大多数患者是由免疫反应所引起的,需用免疫抑制剂治疗。

3. **糖皮质激素**　可采用眼周注射(如曲安奈德 20mg)或玻璃体内注射,也可在玻璃体内放置缓释装置,多数患者尚需全身应用糖皮质激素 0.5~1.0mg/(kg·d)。

4. **其他免疫抑制剂**

(1)苯丁酸氮芥: 0.1mg/(kg·d)。

(2)环磷酰胺: 50~100mg/d。

（3）环孢素：3~5mg/（kg•d）。

（4）甲氨蝶呤：7.5~15mg/周。

（5）麦考酚酸酯：0.5~1g/d。

（6）可根据中医辨证施治，给予相应中药治疗。

六、预后

1. 早期正确治疗可使大多数患者恢复较好的视力。

2. 增殖性视网膜病变、视网膜脱离、黄斑区受累等可引起视力明显下降或视力丧失。

第八章
强直性脊柱炎及其伴发的葡萄膜炎

一、概述

1. 强直性脊柱炎(ankylosing spondylitis, AS)是一种以轴关节炎症为特征的疾病,男性患病人数是女性的 2.5～3 倍,HLA-B27 阳性个体发生 AS 的风险是 HLA-B27 阴性个体的 100 倍。约 25% 的 AS 患者伴发葡萄膜炎,且绝大多数为急性非肉芽肿性前葡萄膜炎。

2. 在急性前葡萄膜炎患者中,AS 是最常见伴发的全身性疾病。

二、病因和发病机制

1. 目前尚不清楚,已有研究表明免疫反应在其发生中起着重要作用,HLA-B27 抗原与此病密切相关。

2. 一些资料显示,一些肠道细菌感染(如克雷伯菌属、沙门菌、志贺菌、耶尔森菌、沙眼衣原体等感染),可能通过诱发自身免疫反应而参与疾病的发生。

三、临床表现

(一)全身表现

(1)腰骶部疼痛、背痛,多在凌晨加重,有时影响翻身和活动,不少患者有晨僵。

(2)一些患者可有胸痛,颈部疼痛,腰椎、胸椎、颈椎强直或活动受限,生理弯曲消失(图2-8-1)。

(3)一些患者可有其他关节受累,如膝关节、肘关节、踝关节、肩关节等。

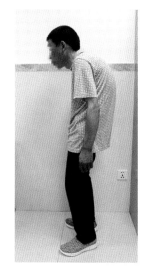

图 2-8-1　一位男性 AS 伴发急性前葡萄膜炎患者的脊柱变形

（二）眼部表现

1. AS 可伴发多种眼病

（1）最常见的为急性前葡萄膜炎。

（2）偶尔可引起慢性前葡萄膜炎。

（3）还可引起巩膜炎、结膜炎、玻璃体炎、囊样黄斑水肿、视盘肿胀、视网膜血管炎等。

2. 急性前葡萄膜炎

（1）常有突发眼红、眼痛、畏光、流泪。

（2）视物模糊、屈光介质混浊者或伴有反应性黄斑水肿、视盘肿胀者可有明显视力下降。

（3）通常双眼受累，但多为单侧发病，复发时多为双眼交替发病。

（4）葡萄膜炎通常发生于 AS 之后。

（5）睫状充血＋~＋＋＋，严重者出现混合性充血（图 2-8-2）。

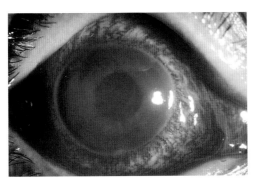

图 2-8-2　AS 伴发 AAU 患者的混合性充血

（6）大量尘状 KP，一些患者可有角膜内皮皱褶。

（7）前房闪辉＋~＋＋＋，前房细胞＋~＋＋＋＋（图 2-8-3）。

（8）可出现前房大量纤维素性渗出、蛋白凝聚物（图 2-8-4），甚至前房积脓（图 2-8-5），此种积脓通常黏稠，不易流动。

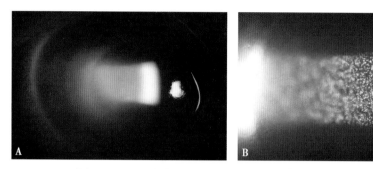

图 2-8-3 AS 伴发 AAU 患者的前房闪辉(A)和前房细胞(B)

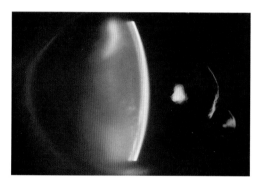

图 2-8-4 AS 伴发 AAU 患者前房大量纤维素性渗出、蛋白凝聚物

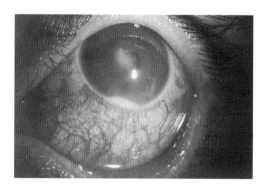

图 2-8-5 AS 伴发 AAU 患者的前房积脓

(9)常发生虹膜后粘连,新鲜的虹膜后粘连被拉开后,晶状体前表面可出现色素和纤维素性渗出的沉积(图 2-8-6)。

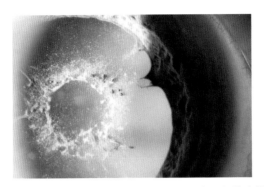

图 2-8-6 AS 伴发 AAU 患者的晶状体前表面色素和纤维素样渗出沉积

3. 慢性前葡萄膜炎

（1）非常少见。

（2）表现为非肉芽肿性炎症。

四、并发症

1. 并发症少见。

2. 反复发作且未及时治疗者可引起虹膜后粘连，偶尔可引起并发性白内障。

3. 慢性炎症可导致虹膜全粘连、后粘连、前粘连，角膜带状变性，并发性白内障，继发性青光眼，偶尔可引起眼球萎缩。

五、辅助检查

1. UBM 检查可准确判定眼前段的炎症程度及其改变。

2. OCT 检查在部分患者可发现视盘肿胀和囊样黄斑水肿。

3. FFA 可发现部分患者有视网膜血管渗漏、囊样黄斑水肿、视盘染色。

六、诊断

1. 患者有眼红、眼痛、畏光、流泪及前葡萄膜炎的典型症状，一般诊断并不困难。

2. 典型的炎症性腰骶部疼痛和晨僵病史。

3. HLA-B27 抗原检测有助于葡萄膜炎的分型，患者绝大多数呈阳性结果。

4. 红细胞沉降率和C反应蛋白异常提示脊柱活动性炎症。

5. 骶髂关节X线检查或MRI检查发现骶髂关节炎改变,对诊断有重要价值。

6. 强直性脊柱炎的诊断标准:目前使用的较多的是美国风湿病学会于1984年发布的强直性脊柱炎的诊断标准(表2-8-1)。

表2-8-1 修订的强直性脊柱炎诊断标准(1984年,纽约)

诊断

- 临床标准
  - □ 腰痛、晨僵3个月以上,活动后改善,休息无改善
  - □ 腰椎冠状面和矢状面活动受限
  - □ 胸廓活动度低于相应年龄、性别的正常人
- 放射学标准
  - □ 双侧骶髂关节炎≥2级或单侧骶髂关节炎3~4级

判定

- 确定型强直性脊柱炎:符合放射学标准和1项以上临床标准
- 疑似强直性脊柱炎(以下任何一条即可诊断):
  - □ 符合3项临床标准
  - □ 符合放射学标准而不具备任何临床标准(应除外其他原因所致骶髂关节炎)

摘自:VAN DER LINDEN S, VALKENBURG H A, CATS A. Evaluation of diagnostic criteria for ankylosing spondylitis. A proposal for modification of the New York criteria[J]. Arthritis Rheum, 1984, 27(4): 361-368.

七、鉴别诊断

1. 银屑病关节炎伴发的葡萄膜炎。

2. 反应性关节炎伴发的葡萄膜炎。

3. 炎症性肠病伴发的葡萄膜炎。

4. Behcet病性前葡萄膜炎。

5. 其他各种非肉芽肿性前葡萄膜炎。

八、治疗

(一)强直性脊柱炎的治疗

1. 请风湿科医生诊治。

2．小剂量糖皮质激素联合其他免疫抑制剂对关节炎可能有一定治疗作用。

3．非甾体抗炎药口服可能有助于减轻腰骶部疼痛。

4．其他免疫抑制剂　根据患者情况可选用甲氨蝶呤、环孢素、苯丁酸氮芥、环磷酰胺等。

5．生物制剂　目前使用的是肿瘤坏死因子抗体或可溶性受体，包括依那西普、英夫利西单抗和阿达木单抗。

6．根据中医辨证可给予相应中药治疗（见第三章葡萄膜炎的中医中药治疗）。

（二）急性前葡萄膜炎的治疗

1．糖皮质激素点眼剂

（1）0.1% 地塞米松或 1% 醋酸泼尼松龙点眼，严重炎症者每 15 分钟至 1 小时点眼 1 次。

（2）炎症减轻后即应降低点眼频率和改用作用温和的糖皮质激素滴眼剂点眼。

2．睫状肌麻痹剂

（1）重度炎症者用 2% 阿托品眼膏或滴眼剂点眼。

（2）中度或轻度炎症宜用后马托品或托吡卡胺点眼。

（3）新鲜虹膜后粘连用睫状肌麻痹剂点眼治疗后，虹膜后粘连仍未拉开者，可行强力散瞳剂结膜下注射。

3．并发性白内障手术治疗

（1）宜在急性炎症消退后进行手术治疗。

（2）根据以往复发情况，最好选择两次复发的中间时段进行手术。

（3）超声乳化联合人工晶状体植入术是常用的手术方式。

4．继发性青光眼的治疗

（1）活动性炎症所致的眼压升高，宜给予糖皮质激素滴眼剂、睫状肌麻痹剂、降眼压滴眼剂点眼或全身治疗。

（2）虹膜完全后粘连所致者应在降眼压治疗的情况下，尽快行激光虹膜切开术或周边虹膜切除术，同时应给予糖皮质激素滴眼剂、非甾体抗炎药滴眼剂和睫状肌麻痹剂点眼治疗。

（3）虹膜前粘连、房角粘连、Schlemm 管硬化等所致者,应在降眼压和抗炎治疗的情况下进行相应的抗青光眼手术治疗。

九、预后

1. 体育锻炼特别是增加脊柱活动的锻炼有助于延缓脊柱强直的进展。

2. 多数患者视力预后良好。

3. 未能及时治疗,虹膜全、后粘连常导致眼压升高、视神经损伤和严重视功能损害,甚至导致眼球萎缩。

第九章
反应性关节炎及其伴发的葡萄膜炎

一、概述

反应性关节炎又被称为 Reiter 综合征,典型的表现为肠道或泌尿生殖道感染后发生的结膜炎、葡萄膜炎、尿道炎和关节炎。

二、病因和发病机制

有关此病的病因和发病机制目前尚不完全清楚,已有研究表明福氏痢疾杆菌、鼠伤寒杆菌、肠炎沙门菌、猪霍乱菌、耶尔森菌、肺炎克雷伯菌、沙眼衣原体感染可能引发了免疫反应,或通过分子模拟等机制引起炎症。HLA-B27 抗原阳性者易于发生此种疾病。

三、临床表现

1. 此病多发生于青壮年,男性多见。

2. 泌尿生殖道改变常发生于葡萄膜炎前 1~4 周。通常表现为尿道炎,出现尿频、尿急、尿痛、黏液性或黏液脓性分泌物。还可以引起前列腺炎、附睾炎、睾丸炎、精囊炎、阴道炎、宫颈炎等改变。

3. 消化道改变多发生于葡萄膜炎之前 1~4 周,常表现为腹痛、腹泻、脓血便。

4. 关节炎是常见的表现,有以下特点:

(1)多发于尿道或肠道感染之后 1 个月内。

(2)可表现为脊柱炎(骶髂关节炎)或周围关节炎,膝、踝、趾关节均可受累。

(3)可表现为单关节炎、少关节炎或多关节炎,出现关节肿胀(图 2-9-1)、疼痛。

(4)可呈急性、慢性或复发性炎症。

(5)还可出现其他全身改变:

1)典型的病变有腊肠状脚趾、指或趾炎,可伴发跖筋膜炎、跟腱炎、肌腱炎。

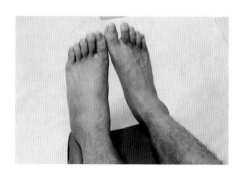

图 2-9-1 反应性关节炎伴发葡萄膜炎患者的踝关节肿胀

2）环形龟头炎、尿道旁糜烂、非特异性腺体和阴茎包皮糜烂。

3）口腔黏膜无痛性斑点、口腔黏膜浅表性无痛性溃疡，偶尔出现地图状舌。

4）黏液性皮肤角化、斑点、丘疹、水疱或脓疮。

5）指／趾甲下脓肿，甲松解和脱落。

6）系统性淀粉样变性、主动脉炎、心肌炎、胸膜炎、血栓性静脉炎、脑神经麻痹、周围神经病变等。

5. 结膜炎是常见表现，发生率为 50%，表现为双侧乳头状或滤泡状结膜炎，为特发性炎症，通常持续 7～10 天。

6. 葡萄膜炎相对少见，发生率为 3%～12%，常表现为急性虹膜睫状体炎，出现睫状充血或混合充血，大量尘状 KP，也可出现前房纤维素性渗出、膜状物（图 2-9-2），甚至前房积脓，部分患者可出现中间葡萄膜炎、视网膜炎、视网膜血管炎和全葡萄膜炎。

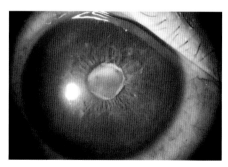

图 2-9-2 一位 29 岁男性反应性关节炎伴发急性前葡萄膜炎患者的瞳孔区出现纤维素性膜状物

7. 尚可出现其他眼部改变，如结节性巩膜炎、表层巩膜炎、点状角膜上皮损害、上皮下和前基质层的多形性浸润混浊。

四、诊断要点

1. 结膜炎或葡萄膜炎发病前有消化道或泌尿生殖道感染病史。

2. 典型的关节炎、皮肤黏膜病变及全身多种病变。

3. HLA-B27 抗原阳性对骶髂关节炎诊断有帮助。

4. 主要表现为特发性、自限性结膜炎和急性前葡萄膜炎。

五、诊断

1. 有关此病的诊断目前尚无统一标准。

2. Lee 等曾制定诊断标准，将其表现分为主征和次征。

（1）主征包括：

1）多关节炎；

2）结膜炎或虹膜睫状体炎；

3）尿道炎；

4）黏液性皮肤角化病或环状龟头炎。

（2）次征包括：

1）关节病变，如跖筋膜炎、跟腱炎、下背疼痛、骶髂关节炎、脊柱炎；

2）角膜炎；

3）前列腺炎、膀胱炎；

4）无痛性口腔黏膜病变、银屑病皮疹、指/趾甲病变；

5）腹泻；

6）HLA-B27 抗原阳性，白细胞增多，血清蛋白电泳显示 $\alpha 1$、$\alpha 2$ 和 γ 球蛋白增多，滑膜液分析显示炎症性改变。

3. 疾病的判定有以下三种情况：

（1）有 3 个或 4 个主征，或者 2 个主征和 3 个或 3 个以上次征，为确定型反应性关节炎。

（2）有 2 个主征和 2 个次征，为疑似型反应性关节炎。

（3）有2个主征和1个次征，为拟反应性关节炎。

六、鉴别诊断

（一）强直性脊柱炎伴发的葡萄膜炎

1. 主要表现为急性虹膜睫状体炎。

2. 葡萄膜炎发病前无胃肠道、泌尿生殖道感染病史。

3. 患者有典型的腰骶部痛，绝大多数为 HLA-B27 抗原阳性，也可有其他关节受累。

（二）炎症性肠病伴发的葡萄膜炎

1. 可表现为急性或慢性葡萄膜炎，眼前段和后段均可受累。

2. 溃疡性结肠炎患者有腹痛、腹泻、黏液脓血便、水样便、贫血、体重减轻等表现。

3. Crohn 病患者有右下腹痛、肿块、腹泻，一些患者可出现腹腔脓肿、肛周脓肿等，肠镜检查发现肉芽肿改变有助于诊断和鉴别诊断。

（三）银屑病性关节炎伴发的葡萄膜炎

1. 患者可有关节炎，并有典型的银屑病皮肤改变或病史。

2. 葡萄膜炎多为复发性、顽固性炎症。虹膜后粘连、继发性青光眼和并发性白内障等并发症常见。

（四）Behcet 病性葡萄膜炎

1. 此种葡萄膜炎发作频繁，常表现为视网膜血管炎、全葡萄膜炎，易发生前房积脓，后期易发生视网膜血管闭塞、幻影血管（血管变成白线）、视网膜萎缩和视神经萎缩。

2. 常合并全身病变，如复发性口腔溃疡、结节性红斑、毛囊炎、痤疮样皮疹、阴部溃疡、关节炎、附睾炎等。

七、治疗

（一）糖皮质激素治疗

1. 点眼治疗

（1）急性严重炎症应选用 0.1% 地塞米松或 1% 醋酸泼尼松龙滴眼剂，对严重的炎症,可每小时或每2小时点眼1次。

(2)待炎症减轻后应降低点眼频率,并应使用作用温和的糖皮质激素滴眼剂。

2. 全身应用

(1)适用于有明显全身病变和眼部病变不宜局部使用糖皮质激素的患者。

(2)泼尼松每日0.5~0.8mg/kg,早晨顿服,以后则根据炎症消退情况逐渐减量。

3. 眼周注射或玻璃体内注射

(1)对急性严重的炎症,如前房纤维素渗出或前房积脓,可给予结膜下注射,一般不宜反复使用。

(2)对于单侧后葡萄膜炎,特别是伴有囊样黄斑水肿的患者,可给予曲安奈德20mg后Tenon囊下(半球后注射)注射。

(二)睫状肌麻痹剂

1. 急性严重的炎症宜选用1%阿托品眼膏,1~2次/d。

2. 炎症减轻后宜改为2%后马托品眼膏或托吡卡胺滴眼剂。

(三)其他免疫抑制剂

1. 因为绝大多数患者表现为急性前葡萄膜炎,所以一般不需要全身应用其他免疫抑制剂。

2. 伴有严重的全身病变者,可使用甲氨蝶呤、硫唑嘌呤、环孢素等免疫抑制剂。

八、预后

绝大多数前葡萄膜炎患者视力预后良好,眼后段病变可引起视力下降。

第十章
炎症性肠病及其伴发的葡萄膜炎

一、概述

1. 炎症性肠病包括溃疡性结肠炎和 Crohn 病两种类型。

2. 溃疡性结肠炎是一种主要影响结肠和直肠的黏膜弥漫性、炎症性溃疡。

3. Crohn 病是一种主要累及小肠和盲肠的全层非干酪样坏死性肉芽肿性炎症。

4. 男女发病比例相似,多发生于 25～45 岁成人。

5. 溃疡性结肠炎和 Crohn 病都可引起葡萄膜炎,可以是肉芽肿性炎症,也可以是非肉芽肿性炎症。

二、临床表现

(一)全身表现

1. **溃疡性结肠炎** 主要表现为左下腹部痉挛性疼痛、间歇性腹泻、黏液便、脓血便,可伴有发热、消瘦、食欲减退、贫血、脱水、电解质紊乱。

2. **Crohn 病** 主要表现为右下腹疼痛和肿块,恶心、呕吐、食欲缺乏、发热、腹泻、便秘、体重减轻、贫血,还可出现腹腔内脓肿、肛周脓肿、肛瘘等。

3. **关节炎** 可表现为全关节炎、单关节炎、骶髂关节炎。

4. **其他** 可出现口腔溃疡、结节红斑、多形性红斑、坏疽性脓皮病,偶尔出现肺血管炎、纤维化肺泡炎、心肌炎、心包炎、前列腺炎、肝胆疾病。

(二)眼部表现

1. **葡萄膜炎** 发生率为 8%～17%,可表现为前、中间、后和全葡萄膜炎,可是急性炎症,也可是慢性炎症。

2. **葡萄膜炎并发症** 慢性复发性炎症可引起并发性白内障、继发性青光眼、增殖性玻璃体视网膜病变、囊样黄斑水肿、视网膜脱离等。

3. **其他病变**　包括非特异性结膜炎、角膜炎、眼眶炎、眼眶炎性假瘤、眶蜂窝织炎等。

三、诊断和鉴别诊断

1. 典型的肠道病变伴有各种类型的葡萄膜炎。

2. 内镜检查对肠道病变的诊断有重要价值。

3. X 线检查可发现肠道浅表溃疡、假性息肉、结肠袋消失、肠道狭窄、鹅卵石样肉芽肿、激惹综合征等改变。

4. FFA、B 超、UBM、OCT 等检查对判断眼部炎症改变有重要价值。

5. 炎症性肠病应与肠 Behcet 病、肠结核、反应性关节炎的肠道病变相鉴别。

四、治疗

1. **全身病变治疗**　应于相应科室就诊治疗肠道病变并纠正水、电解质紊乱及全身病变。

2. **前葡萄膜炎**　应使用糖皮质激素滴眼剂点眼和睫状肌麻痹剂、扩瞳剂点眼,所用制剂和频率参见其他类型前葡萄膜炎。

3. **中间、后和全葡萄膜炎**　通常需进行糖皮质激素眼内注射或全身使用,效果不佳时,则应联合其他免疫抑制剂,如苯丁酸氮芥、环磷酰胺、环孢素等,针对严重顽固性炎症可使用肿瘤坏死因子抗体。

4. **继发性青光眼**　应根据眼压升高的机制给予相应的降眼压药物和相应的手术治疗。

5. **并发性白内障**　在炎症消失后可行白内障超声乳化联合人工晶状体植入手术。

五、预后

1. 早期正确治疗可使大多数患者恢复较好的视力。

2. 持续性高眼压、囊样黄斑水肿、增殖性玻璃体视网膜病变等可引起显著视力下降。

第十一章
银屑病及其伴发的葡萄膜炎

一、概述

1. 银屑病是一种以慢性、复发性、良性丘疹鳞屑样皮肤病变为特征的免疫性疾病,其发病率高达 1%~3%。

2. 银屑病多发于 30~40 岁,男性多见,在临床上分四种类型:寻常型、关节型、红皮病型和脓疱型,其中以寻常型最为常见,约占患者总数的90%。

3. 四种银屑病均可伴发葡萄膜炎,但其中以关节型最易伴发葡萄膜炎,发生率高达 25%,但由于其基数小,在整个银屑病伴发葡萄膜炎中其所占比例并不是很高,仅占 30%;寻常型不易伴发葡萄膜炎,但由于基数大,所以其伴发葡萄膜炎在整个银屑病伴发的葡萄膜炎中约占57%。

二、病因和发病机制

1. 此病的病因和发病机制尚不完全清楚,目前认为 IL-23/IL-17 通路(Th17 细胞)激活在其发病中起着重要作用。

2. 遗传因素在其发病中也起着重要作用,伴有脊柱炎和骶髂关节炎的患者中 50% 呈 HLA-B27 抗原阳性。

3. 感染因素可能通过诱发免疫反应参与了该病的发生。

三、临床表现

(一)全身表现

1. 典型的皮肤表现为边缘清楚的深红色皮肤斑块,外周围以鳞屑样改变(图 2-11-1)。

2. 一些患者可出现皮肤脓疱和红斑。

3. 一些患者出现关节炎和关节变形(图 2-11-2)。

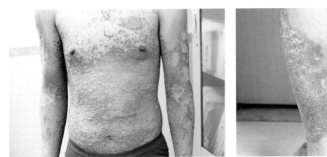
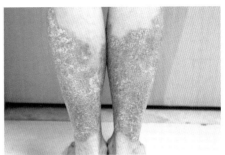

图 2-11-1 银屑病伴发葡萄膜炎患者的红色皮肤斑块和鳞屑样改变

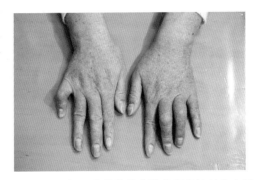

图 2-11-2 银屑病伴发葡萄膜炎患者的关节变形

4. 常伴有指 / 趾甲改变, 如甲褪色、松解、裂解, 甲下黄白色泡状病变(图 2-11-3)。

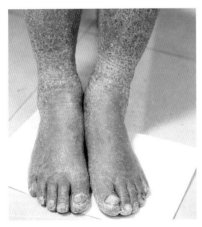

图 2-11-3 银屑病伴发葡萄膜炎患者的甲下黄白色泡状病变

（二）眼部表现

1. 葡萄膜炎

（1）是银屑病合并的眼部病变中最常见的改变,可为急性炎症,也可为慢性炎症,可以是前葡萄膜炎,也可以是后葡萄膜炎、全葡萄膜炎。

（2）急性炎症可出现混合充血、尘状 KP、大量前房细胞、纤维素性渗出,甚至前房积脓（图 2-11-4）。

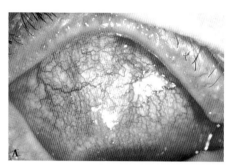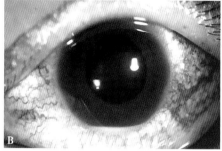

图 2-11-4 银屑病伴发葡萄膜炎患者的混合充血（A）和前房积脓（B）

（3）葡萄膜炎多是慢性、顽固性炎症,易发生虹膜后粘连,甚至虹膜周边前粘连,粘连广泛者易引起继发性青光眼,并且这种眼压升高或青光眼通常是比较难以控制的。

（4）眼后段炎症多表现为玻璃体混浊、亚临床视网膜血管炎（即检眼镜下无异常,但 FFA 检查发现视网膜血管渗漏）。

2. 葡萄膜炎的并发症

（1）眼压升高或继发性青光眼常见,引起的机制主要为虹膜后粘连、广泛周边前粘连和房角粘连。

（2）并发性白内障是常见的并发症。

（3）偶尔可引起视网膜脱离、囊样黄斑水肿和其他黄斑病变。

3. 巩膜炎和表层巩膜炎。

4. 角膜炎、角膜混浊、角膜溃疡、周边角膜浸润以及角膜新生血管。

5. 干燥性角膜结膜炎。

6. 睑缘炎、眼睑红斑、鳞屑样改变等。

四、诊断和鉴别诊断

1.典型的皮肤病变、指/趾甲改变和葡萄膜炎的表现。

2.X线或MRI检查有助于发现其伴发的关节炎、骶髂关节炎和脊柱炎。

3.HLA-B27分型有助于确定伴发的椎关节病变。

4.Vogt-小柳原田病也可出现银屑病样的皮肤改变,根据眼病史和眼部检查,易于将此病与银屑病伴发的葡萄膜炎相鉴别。

5.强直性脊柱炎、炎症性肠病、反应性关节炎与银屑病均可引起关节炎和葡萄膜炎,根据病史、临床表现易于将它们区别开来。

五、治疗

（一）银屑病

1.建议咨询皮肤科医生或风湿科医生就诊。

2.根据中医辨证施治给予相应的中药治疗,对皮肤病变有一定的治疗作用。

（二）葡萄膜炎的治疗

1. 有眼前段炎症者

（1）糖皮质激素点眼:点眼频率应根据炎症的严重程度而定,有前房积脓和大量纤维素性渗出者,可每30分钟~1小时点眼1次,待炎症有所缓解,再逐渐降低点眼频度。

（2）睫状肌麻痹剂和扩瞳剂:可根据炎症的严重程度和患者的具体情况选用药物。

2. 慢性顽固性前葡萄膜炎或有眼后段炎症者

（1）糖皮质激素:小剂量全身应用,应注意一些患者用激素会使皮肤病变加重。

（2）可选用环孢素、甲氨蝶呤、苯丁酸氮芥、环磷酰胺、麦考酚酸酯等治疗,应根据所用药物定期进行血检查,监测药物的副作用。

（3）生物制剂:针对肿瘤坏死因子的抗体对顽固性葡萄膜炎和皮肤病变都有比较好的治疗作用。

3. 继发性青光眼

（1）应积极控制炎症,控制眼压。

（2）根据发生机制选择合适的手术治疗，有时可能需要多次手术。

4. 并发性白内障

（1）根据患者情况，应在炎症完全控制后一段时间再行白内障超声乳化联合人工晶状体植入手术。

（2）手术前、后应给予有效的免疫抑制剂、糖皮质激素及非甾体抗炎药点眼治疗。

六、预后

1. 仅有眼前段受累者视力预后通常良好。

2. 顽固性高眼压、黄斑区受累视力预后不良。

3. 生物制剂的应用，可使部分患者改善视力预后。

第十二章
幼年型特发性关节炎及其伴发的葡萄膜炎

一、概述

1. 幼年型特发性关节炎(juvenile idiopathic arthritis, JIA)是指发生于16周岁以下的一种病因尚不完全清楚的自身免疫性疾病,其主要特征是关节炎。此病以往也被称为幼年型类风湿性关节炎(juvenile rheumatoid arthritis, JRA)或幼年型慢性关节炎(juvenile chronic arthritis, JCA)。

2. JIA包括:少关节型、多关节型和系统型三种类型。

3. 三种类型中少关节型最易引起葡萄膜炎,多关节型次之,系统型则很少引起葡萄膜炎。

二、病因和发病机制

1. 此病的病因和发病机制尚不完全清楚,胶原引起的自身免疫反应在其发病中可能起着重要作用,感染因素也可能参与其发病。

2. 一些外来蛋白或病原体与视网膜S抗原的交叉反应可能导致了葡萄膜炎发生。

3. 遗传因素在此病发生中也可能起着一定作用,但并不是说父母有这种疾病,子女一定有该病的发生,此病的发生是多种因素作用的结果。

三、临床表现

(一)关节炎及全身表现

1. 系统型(Still病)

(1)临床上少见,约占患者总数的10%左右。

(2)患者除关节炎外,尚有发热,皮疹,肝、脾肿大,淋巴结病,心包炎及胸膜炎等。

（3）绝大多数患者类风湿因子阴性,6%～10%患者抗核抗体阳性。

（4）在疾病活动期可有白细胞计数增高、红细胞沉降率加快、C反应蛋白水平增高。

2. 多关节型

（1）是一种较为常见的类型,约占患者总数的40%。

（2）在关节炎发生的最初6个月内受累关节达5个或5个以上。

（3）少数患者可有低热,乏力,消瘦,贫血,皮下结节,肝、脾肿大,淋巴结病,血管炎及干燥综合征等。

（4）抗核抗体阳性者占25%～50%,少数患者类风湿因子阳性。

（5）疾病活动期可有白细胞计数升高、红细胞沉降率加快、C反应蛋白水平增高。

（6）可出现关节畸形。

（7）5%的患者发生葡萄膜炎。

3. 少关节型

（1）此种类型占患者总数的35%～50%。

（2）在关节炎发生的最初3个月内(也有人认为在6个月内)受累关节在4个或4个以下。

（3）偶尔可出现发热、皮疹、结节性红斑等全身改变。

（4）常累及膝、踝、肘、骶髂关节,容易导致关节畸形的发生(图2-12-1)。

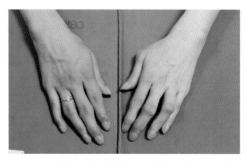

图2-12-1 幼年型特发性关节炎患者的手关节畸形

（5）抗核抗体多为阳性,类风湿因子阳性者少见。

（二）葡萄膜炎

1.多为慢性炎症,发病隐匿。

2.常出现慢性虹膜睫状体炎、角膜带状变性和并发性白内障三联征。

3.绝大多数为肉芽肿性炎症,出现羊脂状 KP,虹膜结节甚至是虹膜、房角肉芽肿,也可表现为非肉芽肿性炎症,出现前房细胞,甚至前房积脓(图 2-12-2)。

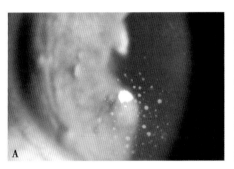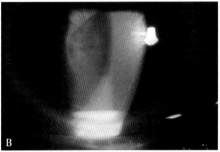

图 2-12-2　幼年型特发性关节炎伴发葡萄膜炎患者的羊脂状 KP(A)和前房积脓(B)

4.眼底检查可无改变,但 FA 检查大多数患者有视网膜血管渗漏,一些患者可有视盘染色(图 2-12-3)和囊样黄斑水肿。

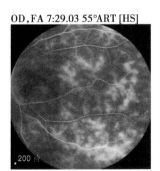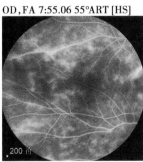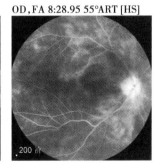

图 2-12-3　幼年型特发性关节炎伴发葡萄膜炎患者的视网膜血管渗漏和视盘染色

四、葡萄膜炎的并发症

（一）角膜带状变性

1.见于伴发慢性或慢性复发性前葡萄膜炎的 JIA 患者。

2.可表现为 3 点和 9 点角膜缘附近的带状变性,也可是横跨性带状变性(图 2-12-4)。

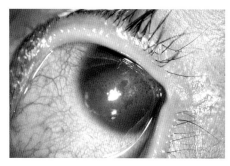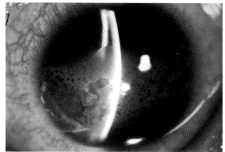

图 2-12-4　幼年型特发性关节炎伴发葡萄膜炎患者的横跨性角膜带状变性

(二)虹膜后粘连、前粘连和房角粘连

1.虹膜后粘连最为常见,尤其易发生于慢性复发性前葡萄膜炎患者,一些患者可发生虹膜完全后粘连。

2.慢性和复发性前葡萄膜炎的患者可出现片状或大范围的虹膜前粘连和房角粘连。一些患者由于广泛的虹膜前粘连和后粘连导致前房变浅或消失。

(三)并发性白内障

1.发生率高,多见于慢性或慢性复发性炎症患者。

2.常表现为晶状体后囊下混浊,后期可进展为晶状体全混浊。

(四)继发性青光眼

1.发生率高。

2.多见于虹膜全、后粘连或广泛虹膜周边前粘连、房角粘连的患者。

(五)眼球萎缩

1.慢性复发性虹膜睫状体炎导致睫状体功能显著降低或丧失,可引起眼球萎缩。

2.炎症未控制情况下行白内障手术或抗青光眼手术易出现此种并发症。

(六)其他并发症

1.有视网膜血管炎,可引起一些眼底并发症。

2.眼底并发症有囊样黄斑水肿、视网膜前膜、视网膜新生血管、脉络膜新生血管、增殖性玻璃体视网膜病变、视网膜脱离等。

五、诊断

（一）JIA 的诊断

1. 目前使用的标准主要为美国风湿病学会（ACR）和欧洲抗风湿病联盟（EULAR）制定的标准。

2. ACR 和 EULAR 制定的标准均指的是发生于 16 周岁以下的关节炎，表现为关节肿胀或关节腔渗出液，且具有关节活动时疼痛或受限、压痛和局部发热。分型也均为少关节型、多关节型和系统型。

3. ACR 界定关节炎持续时间为大于 6 周，而 EULAR 界定的关节炎持续时间则是大于 3 个月。

4. ACR 标准中排除了幼年型强直性脊柱炎、幼年型炎症肠病、幼年型银屑病性关节炎；而在 EULAR 标准中包括了幼年型强直性脊柱炎、幼年型炎症肠病、幼年型银屑病性关节炎，但排除其他类型的幼年型关节炎。

（二）JIA 伴发葡萄膜炎的诊断

1. 典型的关节炎（少关节型、多关节型）病史。

2. 16 周岁以下出现的三联征（慢性复发性虹膜睫状体炎、角膜带状变性和并发性白内障）对诊断有重要帮助。

3. 抗核抗体、白细胞计数、红细胞沉降率、C 反应蛋白检测对诊断或判定疾病的活动性有一定帮助。

4. 辅助检查如 UBM、B 超、OCT 等对判断疾病的活动性、受累范围、治疗效果等有重要价值，FFA 可发现大部分患者有亚临床视网膜血管炎，表现为视网膜血管渗漏。

（三）鉴别诊断

1. JIA 伴发的慢性前葡萄膜炎应与发生于 16 岁以下的特发性葡萄膜炎、视网膜母细胞瘤所致伪装综合征、白血病所致伪装综合征、Blau 综合征等相鉴别。

2. 对 JIA 伴发的急性前葡萄膜炎应与急性特发性前葡萄膜炎、HLA-B27 阳性急性前葡萄膜炎、肾小管间质肾炎葡萄膜炎综合征、Behcet 病性葡萄膜炎等相鉴别。

六、治疗

（一）关节炎

1. 可选用非甾体抗炎药、糖皮质激素、甲氨蝶呤等免疫抑制剂。

2. 一些严重的 JIA 可用抗肿瘤坏死因子的抗体进行治疗。

3. 建议就诊于风湿病科。

（二）葡萄膜炎

1. 糖皮质激素

（1）糖皮质激素滴眼剂点眼治疗：严重炎症应给予 0.1% 地塞米松或 1% 醋酸泼尼松滴眼液点眼，每日 4～8 次，以后应根据炎症消退情况，逐渐降低点眼频度。

（2）糖皮质激素口服：初始剂量为 0.4～0.8mg/（kg·d），早晨顿服，在炎症减轻后给予 0.3～0.4mg/（kg·d）的维持剂量，应特别注意此药对生长发育的影响。

2. 睫状肌麻痹剂　可根据炎症情况选用阿托品眼膏、2% 后马托品眼膏或托吡卡胺点眼治疗。

3. 其他免疫抑制　对单用糖皮质激素效果不佳者，可选用或联合其他免疫抑制剂。

（1）环孢素：初始剂量 3～5mg/（kg·d），维持剂量 2mg/（kg·d），应注意肝脏、肾脏、心血管和神经系统等的毒副作用。

（2）甲氨蝶呤：剂量 7.5～15mg/周，应注意肝毒性、骨髓抑制等副作用。

（3）硫唑嘌呤：1～2mg/（kg·d），应注意骨髓抑制、肝毒性等副作用。

（4）环磷酰胺：1～2mg/（kg·d），应注意对生育影响、骨髓抑制、膀胱毒性等副作用。

（5）苯丁酸氮芥：0.1mg/（kg·d），仅适用于月经初潮后的女性患者，注意对生育影响、骨髓抑制等副作用。

4. 生物制剂　常用的为抗肿瘤坏死因子抗体，主要适用于 JIA 伴发的顽固性葡萄膜炎，特别是伴有囊样黄斑水肿的视网膜血管炎。此药应在有经验的医生指导下进行治疗，治疗前应排除活动性结核、活动性肝炎等疾病。

（三）葡萄膜炎并发症

1. 继发性青光眼

（1）由活动性炎症引起的，应积极抗炎治疗，如给予糖皮质激素滴眼剂、睫状肌麻痹剂点眼治疗，并给予降眼压药物治疗。

（2）由虹膜完全后粘连所致者，应在抗炎治疗和降眼压治疗的前提下，尽快行激光虹膜切开术或周边虹膜切除术，一般而言前者的成功率低于后者。

（3）对于虹膜广泛前粘连、房角粘连或小梁瘢痕、硬化等所致的眼压升高，应在降眼压同时，尽快行相应抗青光眼手术治疗。

2. 并发性白内障

（1）JIA 伴发的葡萄膜炎多为慢性顽固性炎症，并且少年儿童对手术的损伤性反应强烈，所以白内障手术一定要在炎症完全控制的情况下才考虑，具体时间应视患者的具体情况而定，一般而言，宜在炎症消退 3 个月以上始行白内障手术治疗。

（2）对大多数患者，超声乳化和人工晶状体植入术是常见的手术选择，可根据情况联合人工晶状体植入术。

（3）术中动作应轻柔，应尽量避免组织损伤。

（4）手术前后应给予全身糖皮质激素和或其他免疫抑制剂治疗，局部点用糖皮质激素、睫状肌麻痹剂和非甾体抗炎药。

七、预后

1. 早期正确治疗可改善患者视力预后。

2. 眼底并发症的出现、白内障术后、青光眼术后并发症的发生则可导致患者视力严重下降甚至视功能丧失。

3. 少数患者可发生眼球萎缩。

第十三章
Blau 综合征

一、概述

1. Blau 综合征是一种由 *NOD2* 基因变异所引起的一种炎症性疾病, 典型地表现为复发性葡萄膜炎、关节炎和皮疹。

2. Blau 综合征也被称为儿童肉芽肿性关节炎和葡萄膜炎。

二、病因和发病机制

1. Blau 综合征是由 16 号染色体上 *NOD2* 基因变异所引起的常染色体显性疾病。

2. *NOD2* 基因变异可导致 NF-κB 信号通路的激活, 引起持续性炎症反应, 因此, 其所致葡萄膜炎通常是顽固性炎症。

三、全身表现

1. 此病常表现出三联征, 即关节炎、葡萄膜炎和皮疹。

2. 关节炎常发生于 2 ~ 4 岁的儿童, 多累及腕关节、踝关节、指关节、趾关节 (图 2-13-1), 常合并腕关节、踝关节的囊肿。

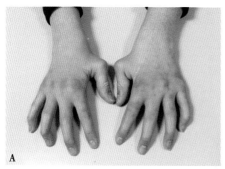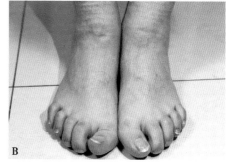

图 2-13-1　Blau 综合征患者的手指关节变形 (A) 和脚趾关节变形 (B)

3. 皮疹(图 2-13-2)多发生于 2 ~ 4 岁,可反复发作。

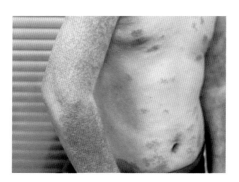

图 2-13-2　Blau 综合征患者的皮疹

4. 还可出现发热、乏力、淋巴结肿大、高钙血症、高血压、肺部病变、脑神经损害和大动脉损伤。

四、葡萄膜炎

1. 葡萄膜炎发生多在 4 岁左右,可表现为前葡萄膜炎、后葡萄膜炎和全葡萄膜炎。

2. 常表现为慢性、复发性炎症。

3. 多表现为肉芽肿性炎症,出现羊脂状 KP、虹膜 Koeppe 结节或 Bussaca 结节。

4. 虹膜后粘连常见,导致瞳孔不圆(图 2-13-3),也可出现虹膜周边前粘连。

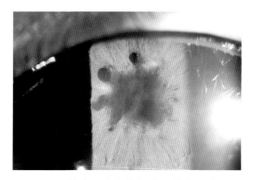

图 2-13-3　Blau 综合征患者的虹膜后粘连导致的瞳孔不圆

5.眼后段炎症可表现为玻璃体混浊、囊样黄斑水肿、多灶性脉络膜炎、视网膜血管炎,FFA检查发现多数患者有视网膜血管渗漏,表明有亚临床视网膜血管炎。

五、并发症

1.**角膜带状变性**(图2-13-4) 是常见的并发症,往往与广泛虹膜后粘连、虹膜周边前粘连同时存在。

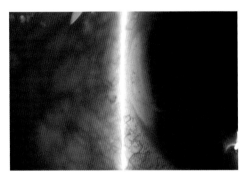

图2-13-4　Blau综合征患者的角膜带状变性

2.**并发性白内障** 也是此综合征常见的并发症,尤其多见于有慢性复发性前葡萄膜炎的患者。

3.**继发性青光眼** 主要由完全性虹膜后粘连、大范围虹膜周边前粘连、房角粘连所引起。

4.**眼后段并发症** 包括囊样黄斑水肿(图2-13-5)、视网膜前膜、视盘新生血管、脉络膜新生血管等。

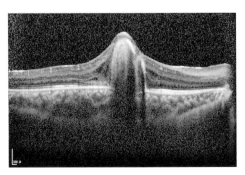

图2-13-5　Blau综合征患者的囊样黄斑水肿

5. **眼球萎缩**　慢性、持续性眼内炎症可导致睫状体功能障碍或衰竭,从而造成眼球萎缩;在炎症未得以完全控制时行白内障手术,术后炎症易复发或加重,也可能导致眼球萎缩。

六、诊断和鉴别诊断

1. 对出现三联征的患者应高度怀疑 Blau 综合征。

2. 家族史为诊断提供重要线索。

3. 关节囊肿活检发现非干酪样坏死性肉芽肿,如能排除结节病,则对 Blau 综合征的诊断有重要价值。

4. 患者应行 *NOD2* 基因检测,发现 *R334W*、*R334Q*、*E383K*、*G481D*、*W490S*、*M513T*、*R587C*、*N670K* 典型变异可确定诊断。

5. 鉴别诊断　此病应与以下多种类型葡萄膜炎相鉴别:

(1)幼年型特发性关节炎伴发葡萄膜炎;

(2)结节病性葡萄膜炎;

(3)特发性儿童葡萄膜炎;

(4)结核性葡萄膜炎;

(5)梅毒性葡萄膜炎;

(6)Vogt- 小柳原田病。

七、治疗

（一）眼前段炎症

1. **睫状肌麻痹剂**　多选用2% 后马托品或托吡卡胺。

2. **糖皮质激素滴眼剂**　根据炎症的严重程度选择糖皮质激素制剂和确定点眼频度。

（二）眼后段炎症

1. 糖皮质激素口服是常用的治疗方法,初始剂量为 0.4～0.8mg/(kg·d),待炎症减轻后再逐渐减量,单侧病变可给予后 Tenon 囊下注射或玻璃体内置入缓释装置。

2. 抗肿瘤坏死因子抗体可用于治疗 Blau 综合征的顽固性眼内炎症,对多数患者有较好的效果。

3. 其他免疫抑制剂,如甲氨蝶呤、硫唑嘌呤、麦考酚酸酯等也可根据患者具体情况选用。

(三)并发性白内障

1. Blau 综合征的眼内炎症通常非常顽固,难以控制,要在炎症控制数个月后再考虑白内障手术。

2. 手术后前房炎症反应通常大,手术前后抗炎及免疫抑制剂治疗是非常重要的。

(四)继发性青光眼

1. 炎症本身引起的眼压升高,使用糖皮质激素点眼剂和降眼压药后多能获得控制;虹膜完全后粘连引起的则需要在抗炎、免疫抑制剂、降眼压治疗的同时进行手术治疗,手术后虹膜闭合时有发生,有时可能需要多次手术治疗。

2. 对于虹膜周边前粘连、房角粘连引起的则需要在药物治疗的情况下,选择合适的抗青光眼手术方式进行治疗。

八、预后

1. 总体而言,此病的视力预后比较好。

2. 早期正确诊断、及时正确治疗可能使患者保存一定的视力。

第十四章
Behcet 病

一、概述

1. 白塞病(Behcet's disease)是一种自身炎症性疾病, 主要表现为复发性口腔溃疡、复发性葡萄膜炎、多形性皮肤损害、生殖器溃疡等多系统及多器官受累。

2. 此病主要发生在丝绸之路沿线的国家, 所以也被称为丝绸之路病。

3. 白塞病是我国常见的葡萄膜炎类型, 占葡萄膜炎总数的10.6%~16.5%。

二、病因和发病机制

1. 有关此病的确切病因和发病机制尚不清楚, 已有研究发现, 细菌、病毒感染所诱发的免疫反应参与此病的发生, 将患者肠道菌群移植给小鼠, 可以加重小鼠实验性自身免疫性葡萄膜炎。

2. Th1 细胞和 Th17 细胞在此病发生中起着重要作用。

3. 遗传因素在此病发生中起着一定作用, *HLA-B51* 与此病呈强相关, 还发现 *IL-23R*、*STAT4*、*MCP-1*、*IL-6*、*IL-1β* 的基因多态与此病相关。

三、临床表现

（一）眼部表现

白塞病可引起多种眼组织病变, 葡萄膜炎最为常见, 还可引起点状角膜病变、角膜溃疡、巩膜炎或表层巩膜炎。

1. 葡萄膜炎

（1）在 Behcet 病中 70% 的患者出现葡萄膜炎, 可表现为全葡萄膜炎、视网膜血管炎、视网膜炎(图 2-14-1)、前葡萄膜炎等。

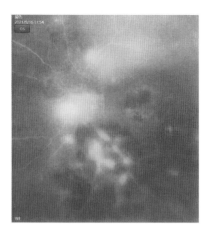

图 2-14-1 Behcet 病患者的视网膜炎性病灶,伴有出血

(2)多为双眼受累,可同时或先后发病。

(3)呈非肉芽肿性炎症。

(4)眼前段炎症常出现大量前房细胞,偶尔可有纤维素性渗出,20%~44%的患者出现前房积脓,可伴有睫状充血(热性前房积脓)(图 2-14-2)或不伴有睫状充血(寒性前房积脓)。

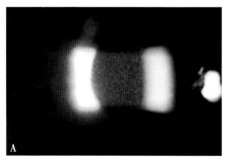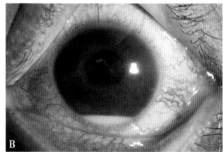

图 2-14-2 Behcet 病患者的前房细胞(A)和热性前房积脓(B)

(5)可出现玻璃体混浊和增殖改变(图 2-14-3)。

2. 葡萄膜炎的并发症

(1)散在或 360°虹膜后粘连(图 2-14-4)。

(2)并发性白内障:尤其见于炎症反复发作和频繁使用糖皮质激素点眼的患者。

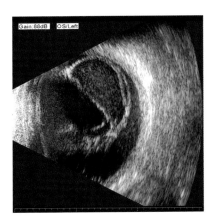

图 2-14-3　Behcet 病患者的玻璃体混浊和增殖改变

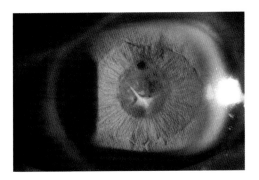

图 2-14-4　Behcet 病患者的虹膜后粘连

（3）继发性青光眼：多由虹膜完全后粘连引起。

（4）疾病后期往往出现视神经萎缩、视网膜萎缩、视网膜血管闭塞（幻影血管）、视网膜前膜或增殖性玻璃体视网膜病变（图 2-14-5）。

（5）可出现视网膜色素变性样改变，引起管状视野。

（6）出现视网膜、视盘新生血管，偶尔可出现脉络膜新生血管。

（7）黄斑区视网膜萎缩变薄、囊样水肿、黄斑裂孔、黄斑前膜等。

（8）少数患者出现玻璃体积血、玻璃体增殖性改变。

（9）偶尔可出现裂孔源性或牵拉性视网膜脱离。

（10）眼球萎缩见于炎症反复发作或炎症持续存在的患者。

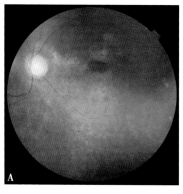
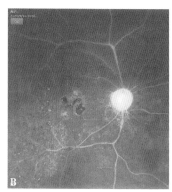
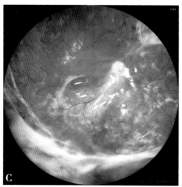

图 2-14-5　Behcet 病患者的视网膜萎缩（A）、幻影血管（B）和增殖性玻璃体视网膜病变（C）

（二）口腔溃疡

1. 口腔溃疡是此病最常见的全身性改变，发生率达 90% 以上，根据国际白塞病研究组制定的标准，确诊此病，必须有口腔溃疡。

2. 复发性口腔溃疡 1 年发生 3 次以上。

3. 口腔溃疡通常是此病的最初表现，也可发生于其他病变之后。

4. 多发生于唇颊黏膜、舌、牙龈等易受摩擦部位，为有痛性溃疡。

5. 持续时间一般为 1~2 周。

（三）皮肤病变

1. 皮肤病变发生率为 80%。

2. 出现多形性皮肤病变，如结节性红斑、毛囊炎、痤疮样皮疹、脓疱等，偶尔出现皮肤溃疡、血栓性静脉炎。

3. 皮肤病变往往反复发作，特别是痤疮样皮疹、毛囊炎、结节性红斑复发更为常见。

4. 皮肤病变通常持续 1~2 周。

（四）生殖器溃疡

1. 生殖器溃疡发生率为 30%~94%。

2. 为有痛性溃疡，多发生于阴囊、阴茎、阴蒂和阴道口等部位，通常 2 周内痊愈，深的溃疡可以遗留瘢痕。

（五）关节炎

1. 关节炎发生率为 51%~80%。

2. 多个关节都可受累，以膝、足、手和肘关节受累最为常见。表现为关节的发红、疼痛，一般无明显肿胀，不会导致关节的畸形。

3. 可表现为单关节炎、少关节炎和多关节炎。

4. 少数患者可有骶髂关节炎和脊椎炎。

（六）血管病变（血管炎）

1. 临床上少见。

2. 大、小血管和动、静脉均可受累，静脉受累常见，表现为血栓性静脉炎。

3. 发生于脑、心脏和肺的血管炎特别是动脉瘤的破裂也可导致患者死亡。

（七）中枢神经系统损害

1. 临床上少见。

2. 大多数患者往往有烦躁、易冲动、失眠、多梦等交感神经兴奋的表现。

3. 可出现脑膜炎、良性颅内压升高和大脑、脑干、脑神经、小脑、脊髓损伤等所引起的精神和神经系统异常。

（八）消化道损害

1. 临床上少见。

2. 一些患者以肠道病变为主称为肠型 Behcet 病。

3. 从食管到直肠均可受累，主要表现为回盲部多发性溃疡。

4. 可出现恶心、呕吐、腹痛、便血、便秘、腹泻、脂肪吸收障碍、肝脾肿大、肛周瘘管及脓肿等。

（九）其他改变

1. 附睾炎　出现肿胀疼痛，持续时间多在 1 周左右。

2. 肺的血栓性血管炎。

3. 听觉前庭功能障碍。

4. 局灶性节段性肾小球肾炎、肾病综合征、膀胱炎、膀胱溃疡、尿道炎。

5. 淋巴结病。

四、辅助检查

（一）FFA

1. 对视网膜血管炎的诊断非常重要。

2. 可发现血管渗漏、视盘染色、囊样黄斑水肿、出血遮蔽荧光、血管壁染色、视网膜新生血管、视网膜毛细血管无灌注（图2-14-6）等改变。

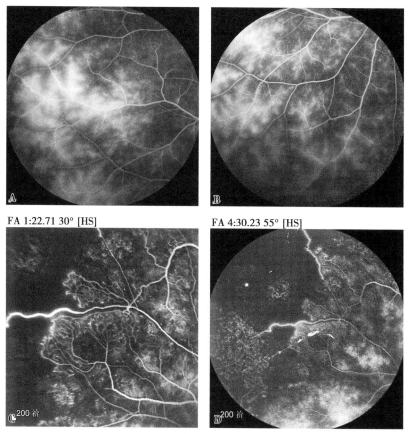

图2-14-6 Behcet病患者的FFA检查显示血管渗漏（A、B）和视网膜毛细血管无灌注（C、D）

（二）OCT

1. 可以很好地评价后极部改变。

2. 可发现囊样黄斑水肿、黄斑前膜、视盘肿胀、黄斑裂孔、视网膜萎缩（图 2-14-7）、黄斑区浆液性脱离、视网膜色素上皮脱离等多种改变。

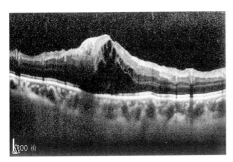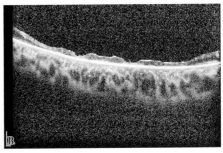

图 2-14-7　Behcet 病患者的囊样黄斑水肿（A）和视网膜萎缩（B）

（三）B 超

1. 对眼后段病变的确诊有重要价值。

2. 可发现玻璃体混浊、积血、玻璃体增殖性改变及视网膜脱离。

（四）UBM

1. 对评价患者前后房及睫状体附近的病变有重要价值。

2. 可发现虹膜前、后粘连，前、后房炎症细胞，睫状体附近渗出、增殖性改变等。

（五）中心视野

1. 有视网膜血管炎、视网膜炎者往往出现视盘改变。

2. 可发现视野缺损、管状视野等多种改变。

五、诊断

（一）诊断标准

此病是临床诊断，目前使用较多的为国际 Behcet 病研究组制定的标准（表 2-14-1）和日本 Behcet 病研究委员会制定的标准（表 2-14-2）。

表 2-14-1 国际 Behcet 病研究组制定的标准

- 复发性口腔溃疡(1年内至少复发3次)
- 下面4项中出现2项即可确诊
  - 复发性生殖器溃疡或瘢痕
  - 葡萄膜炎
  - 多形性皮肤损害
  - 皮肤过敏反应性试验阳性

表 2-14-2 日本 Behcet 病研究委员会制定的标准

主征

- 复发性口腔溃疡
- 皮肤损害
  - 结节性红斑
  - 皮下血栓性静脉炎
  - 毛囊炎样皮疹或痤疮样皮疹
- 眼部病变
  - 虹膜睫状体炎
  - 视网膜葡萄膜炎(视网膜脉络膜炎)
  - 葡萄膜炎的并发症,包括:虹膜后粘连、晶状体前囊色素沉着、视网膜脉络膜萎缩、视神经萎缩、并发性白内障、继发性青光眼、眼球萎缩
- 生殖器溃疡

次征

- 不伴关节变形和强直的关节炎
- 附睾炎
- 以回盲部溃疡为代表的消化系统病变
- 血管病变
  - 血管炎
  - 血栓性静脉炎
  - 动脉瘤等
- 中度以上的中枢神经系统病变

参考试验

- 皮肤对刺激的反应亢进
- 末梢血白细胞数量增加
- 红包沉降率(血沉)加快
- 血清C反应蛋白阳性
- HLA-B51(B5)抗原阳性

（二）分型标准

目前使用的分型标准主要为日本 Behcet 病研究委员会的分型标准，将此病分为完全型、不完全型、疑似型、肠型、血管型和神经型。

1. **完全型**　即有上述 4 个主征。

2. **不完全型**　符合下列情况之一：

（1）出现 3 种主征，或 2 种主征和 2 种次征；

（2）典型的眼部病变和其他 1 种主征或 2 种次征。

3. **疑似型**　出现 2 种主征，但无眼部病变。

4. **肠型**　以回盲部溃疡为主要临床表现的 Behcet 病。

5. **血管型**　以血栓性血管炎或动脉瘤为主要表现的 Behcet 病。

6. **神经型**　以中枢神经系统病变为主要特征的 Behcet 病。

（三）诊断要点

1. 典型的临床表现包括复发性葡萄膜炎、反复口腔溃疡、多形性皮肤病变、阴部溃疡等，并能够排除其他疾病。

2. 葡萄膜炎典型的表现为视网膜血管炎、反复前房积脓、后期视网膜萎缩、视神经萎缩、视网膜血管闭塞。

3. 皮肤过敏反应性试验对此病有重要价值。选用 20 号针头，将其刺入前臂屈面的皮下或静脉内，或将 0.1ml 生理盐水注入皮内，48 小时观察局部反应。

阳性结果分为以下四级：

（1）Ⅰ级：丘疹直径为 2～3mm，红斑直径大于 3mm。

（2）Ⅱ级：丘疹直径大于 3mm。

（3）Ⅲ级：脓疱疹直径为 1～2mm，红斑直径大于或等于 3mm。

（4）Ⅳ级：脓疱疹直径大于 2mm。

4. 辅助检查对诊断提供重要帮助，FFA 多显示弥漫性视网膜血管渗漏，B 超、UBM、OCT 等检查对判定炎症的部位、炎症严重程度等有重要帮助。

5. HLA-B51 抗原检测患者多为阳性，但此种检查不是诊断所必需的。

六、鉴别诊断

此病应与以下多种疾病相鉴别：

1. 内源性细菌性或真菌性眼内炎；

2. 急性特发性前葡萄膜炎、HLA-B27 阳性的前葡萄膜炎；

3. Eales 病；

4. 结节病性葡萄膜炎；

5. 视网膜中央静脉阻塞；

6. 特发性视网膜血管炎；

7. 巨细胞病毒性视网膜炎；

8. 急性视网膜坏死综合征；

9. 梅毒性葡萄膜炎。

七、治疗

总体而言，Behcet 病性葡萄膜炎是葡萄膜炎中最为顽固和最为难治的类型，糖皮质激素治疗虽可能暂时有效，但通常不能阻止此病的进展，因此往往需要联合一种或多种免疫抑制剂治疗。能否成功地治疗往往取决于医生对此病的正确把握和医患之间的密切配合。

（一）糖皮质激素

1. 滴眼剂

（1）严重的前房炎症可选用 0.1% 地塞米松或 1% 醋酸泼尼松龙滴眼剂，炎症轻微者可选用氟米龙之类作用温和的滴眼剂。

（2）点眼频度依炎症的严重程度而定，有前房积脓者可每 1~2 小时点眼 1 次，随着炎症减轻，逐渐降低点眼频度。

2. 全身用药

（1）一般选用泼尼松口服，早晨顿服。

（2）初始剂量通常为 0.4~0.6mg/（kg·d），对严重视网膜炎或视网膜血管炎者，可短期使用较大剂量的糖皮质激素 0.7~1.0mg/（kg·d）。

（3）在治疗中，通常联合其他免疫抑制剂。

（4）一般不需要静脉冲击治疗。

3. 眼周或眼内注射

（1）主要适用于单侧视网膜血管炎及伴发的囊样黄斑水肿患者。

（2）可选用曲安奈德 20mg 后 Tenon 囊下注射，必要时可重复注射，但不宜多次重复注射。

（3）应注意其引起眼压升高、晶状体混浊、眼内感染等副作用和并发症。

（二）苯丁酸氮芥

1. 适用于有视网膜血管炎、视网膜炎或复发性前房积脓以及有严重的眼外表现的患者。

2. 初始剂量一般为 0.1mg/（kg·d），维持剂量一般为 2mg/d。

3. 应特别注意此药可引起不育，0.1mg/（kg·d）的剂量连续使用 3～4 个月可引起终身不育，还应注意此药引起的骨髓抑制、女性月经紊乱、闭经、肝肾功能异常等副作用。

（三）环磷酰胺

1. 适应证与苯丁酸氮芥相同。

2. 初始剂量 1～2mg/（kg·d），维持剂量为 1mg/（kg·d）。

3. 此药的副作用与苯丁酸氮芥相似，在用药中应进行相应监测。

（四）环孢素

1. 主要适用于有眼后段受累、葡萄膜炎反复发作或有严重眼外表现者。

2. 初始剂量通常为 3～5mg/（kg·d），维持剂量为 2mg/（kg·d）。

3. 此药副作用有肾毒性、肝毒性、神经毒性、血压升高、多毛、牙龈增生等，在治疗过程中应注意定期进行相应监测。

（五）秋水仙碱

1. 初始剂量通常为 0.5mg，每日 2～3 次。

2. 常与糖皮质激素等联合使用。

3. 副作用有骨髓抑制、肝肾功能异常、胃肠道反应、影响生育。

（六）硫唑嘌呤

1. 初始剂量通常为 2mg/（kg·d），维持剂量一般为 50～100mg/d。

2. 应注意此药的骨髓抑制、胃肠道反应、高敏感综合征等副作用。

（七）甲氨蝶呤

1. 常用剂量为 7.5～15mg/ 周。

2. 副作用有肝毒性、胃肠道反应、骨髓抑制等。

（八）生物制剂

1. 生物制剂主要适用于对多种免疫抑制剂不敏感、葡萄膜炎复发频繁且难以控制的 Behcet 病患者。

2. 用于治疗白塞病的生物制剂有两大类：抗肿瘤坏死因子的抗体（阿达木单抗）和 α 干扰素 -2a。生物制剂的应用应在有经验的医生指导下进行。

3. 阿达木单抗　首次剂量 40～80mg，皮下注射，以后每 2 周注射 1 次，待炎症控制后可延长注射间隔时间。在注射前应排除活动性结核、肝炎和恶性肿瘤。

4. α 干扰素 -2a　有多种治疗方案，笔者建议选用 300 万 U，皮下或肌内注射，每日 1 次，待炎症减轻后可降低注射频度。

（九）中医辨证治疗

1. 中医强调辨证施治，即要根据中医的证确定治疗方式，而不是用一种药物治疗所有 Behcet 病患者。

2. 根据中医辨证，Behcet 病可分为风热型、毒火内炽型、肝火上炎型、肝胆湿热型、阴虚火旺型、气阴两虚型。（详见第一篇第三章葡萄膜炎的治疗。）

（十）并发症的治疗

1. 并发性白内障

（1）对于 Behcet 病所致的白内障，手术治疗应慎重，手术应在炎症完全控制后进行。

（2）大多数患者有视网膜受累，术前应告知患者手术后不一定能获得理想的视力。

（3）手术前后应给予糖皮质激素和其他免疫抑制剂。

（4）在炎症控制后，进行白内障超声乳化和人工晶状体植入术可使大多数患者获得一定视力。

2. 继发性青光眼

（1）应首先给予药物治疗，迅速控制眼压。

（2）对于炎症引起者应给予糖皮质激素点眼和全身用药。

（3）对于虹膜完全后粘连引起者，应在使用降眼压药物前提下尽快行激光虹膜切开术或虹膜周切术。

（4）对于房角关闭引起者，应尽可能在使用降眼压药物和免疫抑制剂控制眼压和炎症的同时给予相应抗青光眼手术治疗。

3. 玻璃体混浊和增殖改变

（1）在出现增殖性玻璃体视网膜病变或有牵拉性视网膜脱离时，可考虑进行玻璃体切除和相应处理。

（2）严重的玻璃体积血和顽固的玻璃体混浊可行玻璃体切除术。

4. 视网膜新生血管和视网膜毛细血管无灌注

（1）用糖皮质激素和其他免疫抑制剂控制炎症是治疗的基础。

（2）激光光凝治疗可直接消除视网膜新生血管和视网膜毛细血管无灌注区，应根据情况选择相应的激光光凝治疗。

（3）针对 VEGF 的生物制剂（如康柏西普）对视网膜新生血管及其伴有的囊样黄斑水肿有治疗作用，但可能需要多次注射。

八、病程及预后

1. Behcet 病所引起的脑、肺血管炎及动脉瘤破裂可导致患者死亡。

2. 男性患者视力预后通常较女性差，在发病后 5 年和 10 年时，目盲发生的概率达 29% 和 65%，高于女性患者（6% 和 33%）。

3. 早期正确治疗可改善患者的视力预后，对一些反复发作、顽固的 Behcet 病患者，使用生物制剂可降低此病的致盲率。

第十五章
Vogt- 小柳原田病

一、概述

1. Vogt- 小柳原田病（Vogt-Koyanagi-Harada disease，VKH 病）是一种病因和发病机制尚不完全清楚的自身免疫性疾病，典型地表现为双眼肉芽肿性葡萄膜炎，可伴有脑膜刺激征、听觉功能障碍、毛发变白、脱发、白癜风等全身病变。

2. 早期文献中有原田病、小柳病的报道，实际上原田病指的是 VKH 病早期表现（脉络膜炎、渗出性视网膜脱离等），而小柳病是指的复发时的表现（肉芽肿性前葡萄膜炎）。

3. 此病在早期文献中还被称作葡萄膜 - 脑膜炎综合征（uveomeningitic syndrome）、葡萄膜大脑炎（uveoencephalitis）、特发性葡萄膜大脑炎（idiopathic uveoencephalitis）。

4. 此病的发生有地域性和种族性，常见于中国人、日本人、希腊人、西班牙人、美洲印第安人，但很少发生于欧罗巴人种。

5. 据 2005 年的报道，此病占我国葡萄膜炎患者的 16%。笔者总结了最近 10 年诊治的 15 373 例葡萄膜炎，其中 VKH 病有 2 079 例，占患者总数的 13.5%。据报道，在日本此病占葡萄膜炎的 6.8% ~ 10.1%，在美国占 1% ~ 4%。

6. 男女均可发病，男女发病率基本相似，也未见性别对疾病临床表现及预后有什么影响。

二、病因和发病机制

1. 此病的病因和发病机制尚不完全清楚，目前的研究提示视网膜 S 抗原、光感受器间维生素 A 类结合蛋白、葡萄膜色素抗原等诱发的 Th1、Th17 过度激活，以及调节性 T 细胞数量减少和功能降低在其发病中可能起着重要作用。

2. 一些患者发病前有感冒表现,提示病毒感染在疾病发生中有一定作用,病毒感染诱发的机体免疫反应可能参与此病的发生。近年我们的研究发现,肠道菌群紊乱在疾病发生中起着一定作用。

3. 遗传因素在此病发生中有一定作用,早年研究发现 *HLA-DR4*、*DRw53* 与此病有很强的相关性,近年还发现 *IL-23R*、*IL-12B*、*miR-182*、*PTPN22*、*TRAF*、*MIF* 等的基因多态性与此病也有密切的相关性。

三、临床表现

(一)眼部表现

VKH 病早期典型的表现为双侧弥漫性脉络膜炎、渗出性视网膜脱离、视盘肿胀,如炎症得不到有效控制,则进展为复发性肉芽肿性葡萄膜炎,出现晚霞状眼底改变、Dalen-Fuchs 结节以及脉络膜视网膜萎缩病灶。

(二)全身表现

一部分患者出现全身表现,如头痛、发热、颈项强直、恶心、呕吐、头皮过敏、耳鸣、听力下降、脱发、毛发变白和白癜风,少数患者可出现银屑病样皮肤改变。

(三)发病后不同时期的改变

此病在不同时期有不同改变。Moorthy 等将此病分为四期:前驱期、急性期、恢复期和慢性复发期。根据中国患者的特点,笔者将其分为前驱期、后葡萄膜炎期、前葡萄膜受累期和肉芽肿性前葡萄膜炎反复发作期。

1. **前驱期**　指葡萄膜炎发生前的 1~2 周内,可出现以下改变:

(1)发热、乏力、头痛、鼻塞、咽痛等感冒样表现。

(2)一些患者可有恶心、呕吐、颈项强直、头皮过敏(即表现为头发或头皮触摸时出现麻木、疼痛)等异常改变。

(3)一些患者因有头痛、发热、恶心、呕吐表现,被误诊为病毒性脑炎、结核性脑膜炎,更有甚者被误诊为颅内肿瘤。

(4)可出现耳鸣、耳塞感、听力下降。

(5)此期眼部可无明显改变,也可出现眼眶疼痛、眼痛、畏光、流泪、眼红(结膜充血)、轻度视物模糊等。

2. **后葡萄膜炎期**　指葡萄膜炎发生后的 2 周内,患者出现以下典型改变:

（1）几乎所有患者出现双侧弥漫性脉络膜炎，绝大多数患者有后极部网膜轻度隆起感，视盘肿胀感（图2-15-1）。

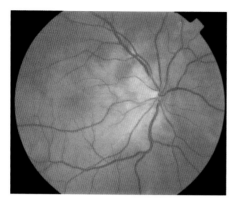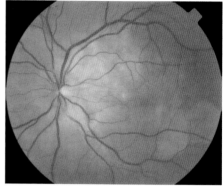

图2-15-1　VKH病患者发病初期的弥漫性脉络膜炎

（2）神经视网膜炎表现为视盘肿胀和附近视网膜及黄斑区的放射状皱褶。

（3）后极部多发性视网膜神经上皮脱离。

（4）一些患者出现下方渗出性视网膜脱离。

（5）玻璃体通常无反应，前房一般无反应，偶可见前房轻度闪辉或有数个细胞。

（6）可出现头痛、颈项强直、恶心、呕吐、眩晕、耳鸣、听力下降、头皮过敏等全身改变。

3. 前葡萄膜受累期　指葡萄膜炎发生后2周～2个月内，通常出现以下改变：

（1）常有弥漫性脉络膜炎、渗出性视网膜脱离等后葡萄膜炎期的改变，但此时患者经过治疗，这些改变多处于消退阶段。

（2）可出现中周部多发性脉络膜病灶和Dalen-Fuchs结节（图2-15-2）。

（3）少数患者玻璃体可出现炎症反应，但反应通常轻微，极个别患者可出现明显玻璃体混浊。

（4）通常前房出现炎症反应，如尘状KP、轻度前房闪辉和少量前房炎症细胞，一般无睫状充血和肉芽肿性前葡萄膜炎的体征。

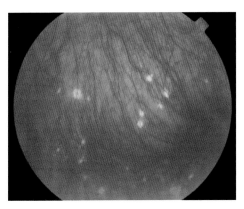

图 2-15-2 VKH 病患者中周部出现多发性 Dalen-Fuchs 结节

（5）此期的眼外表现主要包括耳鸣、听力下降，少数患者可出现脱发、毛发变白和白癜风。

4. 肉芽肿性前葡萄膜炎反复发作期

（1）一般指葡萄膜炎发生 2 个月至以后相当长时间，眼底活动性病变通常消失，取而代之的是肉芽肿性前葡萄膜炎、晚霞状眼底改变（图 2-15-3）。

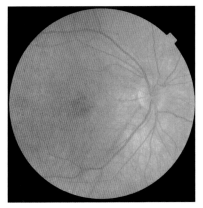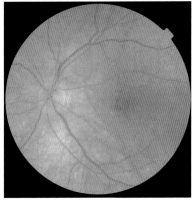

图 2-15-3 VKH 病患者的典型晚霞状眼底改变

晚霞状眼底改变是由于视网膜色素上皮和脉络膜脱色素造成的，脱色素的轻重导致不同的晚霞状眼底改变，一些患者由于色素脱失严重，眼底检查时可见到巩膜，眼底则表现为白色改变（图 2-15-4）。笔者将其称为意义上的晚霞状眼底改变。

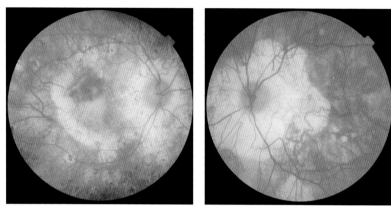

图2-15-4 VKH病患者的眼底白色改变,笔者将其称为意义上的晚霞状眼底改变

有时整个葡萄膜脱色素严重,将光带打至角膜上可见整个巩膜透见红光(图2-15-5)。此期还经常看到Dalen-Fuchs结节或多发性脉络膜视网膜萎缩病灶,可伴色素细胞增殖和色素沉着。

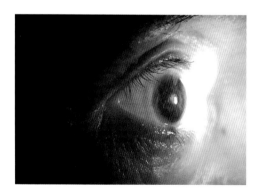

图2-15-5 VKH病患者的巩膜透见红光

(2)反复发生的肉芽肿性前葡萄膜炎是此期最典型的特征,羊脂状KP最为常见,有时出现色素性KP(图2-15-6)、西米状或胶冻状Koeppe结节、Bussaca结节(图2-15-7),偶尔出现虹膜肉芽肿。常发生虹膜前、后粘连,严重者可致360°虹膜后粘连。偶尔出现严重的前房反应,如前房内膜状渗出物。

(3)此期全身表现包括耳鸣、听力下降、脱发、毛发变白、白癜风等。

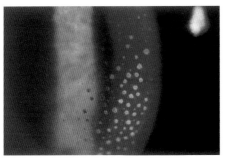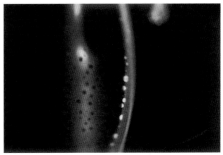

图 2-15-6　VKH 病患者的羊脂状 KP，带色素外观

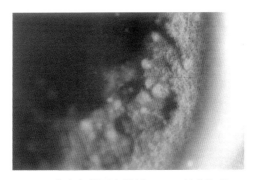

图 2-15-7　VKH 病患者的西米状 Koeppe 结节和 Bussaca 结节

四、并发症

（一）视网膜脱离

1. 渗出性视网膜脱离在疾病早期常见。

（1）一般将其归于体征范畴，也有人将其归类于并发症。

（2）发生率高，早期治疗可预防其发生，如治疗不及时发生率在 90% 以上，见于后葡萄膜炎期和前葡萄膜受累期。

（3）少数患者可发生大范围、大泡状视网膜脱离。

（4）渗出性视网膜脱离经有效药物治疗可恢复，一般不需要手术治疗。如未控制炎症而施行手术治疗，视力预后往往更差。

2. 牵拉性视网膜脱离或裂孔源性视网膜脱离少见，可见于肉芽肿性葡萄膜炎反复发作期。

（二）并发性白内障

1. 是最常见的并发症,发生率 11%~89%,多发生于前葡萄膜炎反复发作期。

2. 白内障的发生与炎症持续时间相关,慢性、复发性炎症常导致并发性白内障的发生,长期用糖皮质激素滴眼剂点眼,也可能加速白内障的发生。

3. 多为晶状体后囊下混浊,后期则为晶状体全混浊。

（三）继发性青光眼

1. 发生于肉芽肿性前葡萄膜炎反复发作期的继发性青光眼

（1）在此期发生继发性青光眼或眼压升高者约占患者总数的21%。

（2）引起青光眼的机制有以下几种:虹膜完全后粘连,影响房水从后房进入前房;大范围的房角粘连,影响房水外流;小梁网炎症或硬化、Schlemm 管闭塞;虹膜房角新生血管;长期使用糖皮质激素,引起激素性青光眼。

2. 发生于后葡萄膜炎期的继发性青光眼

（1）临床上少见,可作为疾病的最初表现,眼压多是中等度升高,也可显著升高。

（2）虹膜晶状体隔前移造成房水外流受阻导致眼压升高。

（3）B 超、FFA、ICGA 和 UBM 检查对诊断有重要价值。

（4）糖皮质激素全身治疗可使眼压迅速下降,眼底检查可见弥漫性脉络膜炎、视盘肿胀,甚至出现渗出性视网膜脱离。

（四）脉络膜新生血管和增殖性改变

1. 多发生于肉芽肿性前葡萄膜炎反复发作期,也可见于前葡萄膜受累期。

2. 早期有效治疗可减少或避免此种并发症。

3. 葡萄膜炎复发频繁和慢性化易引起此种并发症。

4. 多发生于视盘旁和黄斑区及附近,新鲜的增殖改变可伴有出血。

5. 是引起永久性视功能损害的一个重要因素,特别是发生于黄斑区附近的病变更是如此。

（五）其他并发症

1. 视网膜或视盘前增殖改变（新生血管膜）;

2. 视盘旁脉络膜视网膜萎缩;

3. 片状脉络膜视网膜萎缩;

4. 带状角膜变性；

5. 角膜大泡状变性；

6. 黄斑裂孔、黄斑前膜、囊样黄斑水肿；

7. 眼球萎缩。

五、实验室检查及辅助检查

（一）腰椎穿刺

1. 绝大多数患者根据临床体征可作出诊断，因此，无须进行此种实验室检查。

2. 在发病 4 周内进行此检查，可发现脑脊液蛋白升高和淋巴细胞增多。

（二）荧光素眼底血管造影（fundus fluorescein angiography，FFA）检查

1. 后葡萄膜炎期、前葡萄膜受累期可发现以下改变：

（1）造影早期视网膜色素上皮水平的多发性点状强荧光。

（2）造影后期荧光点逐渐扩大形成多湖状强荧光（图 2-15-8）。

（3）放射状脉络膜荧光暗带和亮带（肿胀脉络膜形成皱褶所致）。

（4）视盘强荧光。

2. 肉芽肿性前葡萄膜炎反复发作期的改变

（1）虫蚀样荧光外观和窗样缺损。

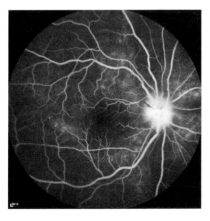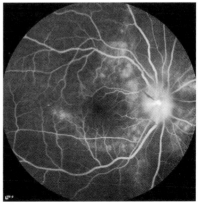

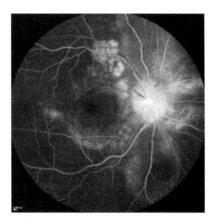

图 2-15-8　VKH 病患者的 FFA 检查显示晚期多湖状荧光及视盘染色

（2）弥漫性视网膜色素上皮损害。

（3）色素细胞增殖或出血所致遮蔽荧光。

（4）片状脉络膜萎缩。

（5）偶尔可见囊样黄斑水肿。

（6）少数患者可有视网膜血管荧光素渗漏。

（三）吲哚菁绿血管造影（indocyanine green angiography，ICGA）检查

1. 多发性点状弱荧光。

2. 晚期出现融合的弱荧光区，勾画出神经上皮脱离的区域（图 2-15-9）。

3. 脉络膜新生血管形成。

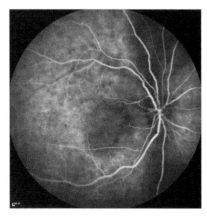
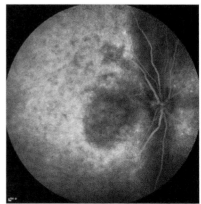

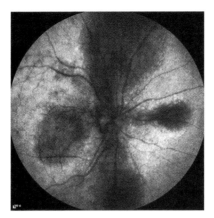

图 2-15-9　VKH 病患者(图 2-15-8)的 ICGA 检查结果,显示早期多发性弱荧光点、晚期大片状弱荧光区

（四）超声检查

1. 后葡萄膜炎期、前葡萄膜受累期改变

（1）弥漫性脉络膜增厚（图 2-15-10）。

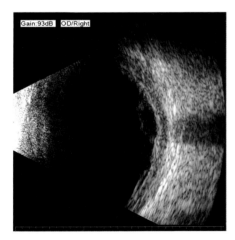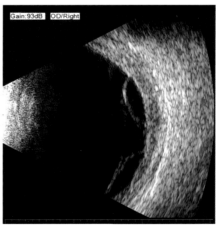

图 2-15-10　VKH 病患者 B 超检查显示弥漫性脉络膜增厚和视网膜脱离

（2）渗出性视网膜脱离。

（3）少数患者可出现脉络膜脱离。

（4）视盘肿胀。

2. 前葡萄膜炎反复发作期可有以下改变

(1) 玻璃体后脱离。

(2) 视网膜脱离和增殖性玻璃体视网膜改变。

(五) 光学相干断层成像术 (optical coherence tomography, OCT)

1. 多灶性视网膜神经上皮浆液性脱离 (图 2-15-11) 是最常见的表现, 未能及时治疗者几乎百分之百的患者会有此种改变。

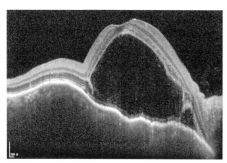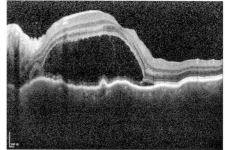

图 2-15-11　VKH 病患者的浆液性视网膜脱离 (OCT 检查结果)

2. 局限性视网膜色素上皮脱离。

3. 视盘肿胀。

4. 脉络膜新生血管 (多见于前葡萄膜炎反复发作期)。

5. 偶尔见囊样黄斑水肿 (多见于肉芽肿性前葡萄膜炎反复发作期)。

(六) 活体超声显微镜检查 (ultrasound biomicroscope, UBM)

1. 前房、后房、睫状体附近渗出。

2. 睫状体及前部脉络膜脱离。

3. 虹膜、睫状体和前部脉络膜肿胀。

4. 前房、后房、前玻璃体、虹膜、睫状体及附近点状混浊及渗出。

5. 虹膜前、后粘连 (图 2-15-12)。

6. 虹膜结节, 常发生于周边部, 偶尔出现虹膜肉芽肿。

7. 房角粘连、狭窄或关闭。

(七) 视野检查

1. 视野缺损是常见改变。

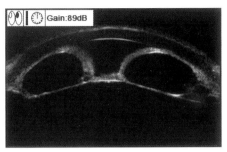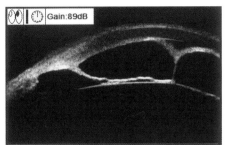

图 2-15-12　VKH 病复发性肉芽肿前葡萄膜炎期,患者的眼前段改变(UBM 结果)

2.视野改变常出现于后葡萄膜炎期和前葡萄膜受累期,可出现各种视野缺损,如全区域视野缺损、剩余部分视野、部分视野缺损、中心视野向心性缩小、环形暗点、弓形缺损、中心暗点、旁中心暗点、生理盲点扩大。

3.视野恢复通常晚于视力的恢复,有时在视力完全恢复后,视野改变仍可存在。

4.延误治疗和炎症的反复发作或持续存在可引起永久性的视野缺损,甚至是管状视野。

六、诊断

(一)诊断标准

1. VKH 病改良诊断标准　1999 年,第一届国际 VKH 病会议在美国洛杉矶召开,会议上提出了此病的诊断标准,该标准于 2001 年刊于美国眼科杂志上,被称为 VKH 病的改良标准(表 2-15-1)。

表 2-15-1　VKH 病的改良诊断标准

完全型 VKH 病(应具有以下 5 种表现)
1.初次发生葡萄膜炎之前无眼球穿通伤及内眼手术史
2.无提示其他眼病的临床或实验室检查依据
3.双眼受累(根据患者就诊时所处疾病阶段应符合 a 或 b)
a.早期表现
(1)必须具有弥漫性脉络膜炎的改变(具有或不具有前葡萄膜炎、玻璃体炎症反应或视盘充血),表现为下列情况之一者
①病灶区出现视网膜下积液;②大泡状渗出性视网膜脱离

（2）如眼底表现不明确，应具有下列改变

①FFA显示，病灶区脉络膜充盈延迟，多个病灶区域的点状荧光素渗漏，大片状强荧光区，视网膜下荧光素积存和视盘染色；②弥漫性脉络膜增厚，超声检查无后极部巩膜炎表现

b.晚期表现

（1）病史提示原有3a中的表现，或有下面（2）或（3）的改变，或有（3）中的多项改变

（2）脱色素（具有以下一项即可）

①晚霞状眼底改变；②Sugiura征

（3）其他眼部改变

①钱币状脉络膜视网膜色素脱失性瘢痕；②视网膜色素上皮细胞聚集和/或移行；③复发性或慢性前葡萄膜炎

4.神经系统或听觉系统改变（检查时可能已不存在）（以下任何一项均可）

a.假性脑膜炎（不适、发热、头痛、恶心、腹痛、颈项强直或几项表现同时具备；但仅有头痛不足以确定假性脑膜炎）

b.耳鸣

c.脑脊液淋巴细胞增多

5.皮肤表现（不在神经系统或眼部表现前出现，以下任一项均可）

a.脱发

b.白发

c.白癜风

不完全型VKH病（必须具有标准1~3和4或5的表现）

1.初次发生葡萄膜炎之前无眼球穿通伤或内眼手术史

2.无提示其他眼病的临床或实验室依据

3.双眼受累

4.神经系统或听觉系统异常：与上述的完全型VKH病的表现相同

5.皮肤表现与上述完全型VKH病的表现相同

拟VKH病

1.初次发生葡萄膜炎之前无眼球穿通伤或内眼手术史

2.无提示其他眼病的临床或实验室依据

3.双眼受累与上述完全型VKH病眼部病变相同

摘自：READ R W, HOLLAND G N, RAO N A, et al. Revised diagnostic criteria for Vogt-Koyanagi-Harada disease：report of an international committee on nomenclature[J]. Ophthalmol, 2001, 131(5): 647-652.

2. VKH病的中国诊断标准 VKH病改良标准与早年的诊断标准相比有很大改进，但对于非葡萄膜炎专业医生而言，显得繁杂、不易掌握。该标准将眼外

表现作为一个重要的临床参数,但不少患者自始至终没有眼外表现,此外,OCT的应用对认识和诊断此种疾病提供了重要帮助,但改良标准并未提及。有鉴于此,笔者联合国内多位葡萄膜炎专家制定了 VKH 病的中国标准(表 2-15-2)。此标准注重不同时期的改变,使临床医生在疾病发生后的任何时期都易于作出正确的诊断。

表 2-15-2 VKH 病中国诊断标准

A. 发病前无眼部穿通伤史或内眼手术史

B. 双眼均受累(双眼发病时间间隔不超过 2 周)

C. 排除感染性葡萄膜炎、伴发全身自身免疫性疾病的葡萄膜炎以及疑似其他眼部疾病

D. 早期 VKH 病判断的参数

    1. 眼底检查发现弥漫性脉络膜炎和浆液性视网膜脱离

    2. OCT 或 B 超显示浆液性视网膜脱离

    3. EDI-OCT 显示脉络膜显著增厚

    4. FFA 显示典型的早期多发性点状荧光渗漏和晚期多湖状荧光积存

    5. FFA 显示视盘强荧光

- 早期 VKH 病的确诊有三种情况

    ①符合 A+B+C+D(1)

    ②对眼底检查浆液性视网膜脱离不明显者,A+B+C+D(2)+D(3)或 A+B+C+D(4)可确定诊断

    ③对已接受过全身糖皮质激素或联合免疫抑制剂治疗者,既往病史符合情况①或情况②,A+B+C+D(5)可确定诊断

E. 晚期 VKH 病判断的参数

    1. 典型的晚霞状眼底或色素聚集或移行

    2. 双眼复发性肉芽肿性前葡萄膜炎

    3. Dalen-Fuchs 结节或者多灶性脉络膜视网膜萎缩

    4. FFA 显示窗样缺损或虫蚀样荧光

    5. 既往病史及病历资料记载符合早期 VKH 病的诊断

- 晚期 VKH 病确诊有以下三种情况

    ① A+B+C+E(1)+E(2)

    ②因早期治疗使得晚霞状眼底或色素改变不显著者,符合 A+B+C+E(2)+E(3)或 A+B+C+E(2)+E(4)可确定诊断

    ③屈光介质显著混浊而不能视及眼底者,符合 A+B+C+E(2)+E(5)可确诊

摘自:YANG P Z, ZHONG Y Y, DU L P, et al. Development and evaluation of diagnostic criteria for Vogt-Koyanagi-Harada disease[J]. Ophthalmol, 2018, 136(9): 1025-1031.

（二）诊断要点

1. 此病主要是临床诊断,根据同时期典型的临床表现大致可作出正确诊断。

2. FFA、ICGA、B超、OCT对VKH病早期诊断具有重要价值。

3. UBM对判断复发性肉芽肿性葡萄膜炎期的病变和治疗效果有重要价值。

七、鉴别诊断

（一）VKH病在不同阶段易于误诊的疾病类型

1. **前驱期** 感冒、结膜炎、病毒性脑炎、结核性脑膜炎。

2. **后葡萄膜炎期** 结膜炎(葡萄膜炎发病的最初数天)、视盘炎、视盘水肿、颅内占位性病变、视网膜炎、后葡萄膜炎、神经视网膜炎、视网膜脱离。

3. **前葡萄膜受累期** 急性虹膜睫状体炎、后葡萄膜炎、全葡萄膜炎、渗出性视网膜脱离。

4. **前葡萄膜炎反复发作期** 特发性前葡萄膜炎、肉芽肿性虹膜睫状体炎、继发性青光眼、并发性白内障、陈旧性视网膜脉络膜病变。

（二）应与下列疾病鉴别

1. 交感性眼炎;

2. 眼内-中枢神经系统淋巴瘤所致的伪装综合征;

3. 结节病性葡萄膜炎;

4. 急性闭角型青光眼;

5. 后巩膜炎。

八、治疗

（一）糖皮质激素

1. 全身应用

（1）给药途径:通常选用口服的方式,一般不需要静脉给药。

（2）使用剂量及减量:一般选用泼尼松,国外所用剂量较大,近年来我们发现小剂量和较长的治疗时间可很好控制疾病,对于初发病例,我们通常给予0.6~0.8mg/(kg•d)的剂量,对于复发者通常给予0.4~0.6mg/(kg•d)的剂量。

在炎症得到控制后,口服剂量应逐渐减少,最后停药。

2. 眼周注射

（1）主要用于有大范围浆液性视网膜脱离、严重的弥漫性脉络膜炎的患者。

（2）多采用后 Tenon 囊下注射给药。

（3）可重复注射,但不宜反复多次注射。

3. 点眼治疗

（1）适用于眼前段有炎症的患者。

（2）严重炎症选用 0.1% 地塞米松或 1% 泼尼松龙滴眼剂。

（3）开始点眼频度为每 1~2 小时 1 次,炎症减轻后宜降低点眼频度。

（二）睫状肌麻痹剂

1. **严重炎症** 选用 1% 或 2% 阿托品滴眼剂或眼膏。

2. **中度炎症** 选用 2% 后马托品眼膏。

3. **轻度炎症** 选用托吡卡胺滴眼剂。

4. **点眼频度** 严重炎症,点眼频度为每天 1~2 次;轻、中度炎症,点眼频度为每 1~2 天 1 次。

（三）环孢素

1. 适用于炎症复发或炎症严重的初发患者。

2. 初始剂量为 2~4mg/（kg·d）,根据患者反应和副作用逐渐减量。

3. 维持剂量 2mg/（kg·d）。

4. 肾功能和肝功能异常、顽固性高血压病史、精神病史或家族史的患者禁用此药。

5. 用药期间应每 2~3 周进行肝肾功能、血常规、血糖检查,发现有毒副作用时应减药或停药。

（四）苯丁酸氮芥

1. 适用于复发性和顽固性患者。

2. 初始剂量一般为 0.1mg/（kg·d）,维持剂量 2mg/d。

3. 常与糖皮质激素和其他免疫抑制剂联合应用。

4. 此药可引起不育,少年儿童患者应慎用或禁用,还应注意此药引起的骨髓抑制、肝肾功能异常等副作用。

（五）环磷酰胺

1. 适用于复发性和顽固性患者。

2. 初始剂量为 2mg/（kg·d），口服，维持剂量为 50mg/d。

3. 应注意此药在生殖系统、骨髓抑制、膀胱毒性、肝肾损害等方面的副作用。

（六）阿达木单抗

1. 适用于糖皮质激素和其他免疫抑制剂治疗无效的顽固性患者。

2. 初始剂量为 40～80mg，皮下注射，以后每 2 周 1 次，待炎症控制后可延长注射间隔。

3. 在治疗前应注意排除活动性结核、活动性肝炎及恶性肿瘤，在治疗中应注意避免潜在结核和肝炎的复发。

九、并发症治疗

（一）并发性白内障

1. **手术时机**

（1）以往认为待炎症控制 3 个月才行手术治疗，最近我们研究发现，炎症消退 1 个月即可行手术治疗，患者手术后反应和视力预后与炎症控制 3 个月后进行手术并无差异。

（2）对于双眼并发性白内障影响生活者，可考虑在应用糖皮质激素和免疫抑制剂的情况下，尽早行白内障手术治疗。

2. **手术方式**　对多数患者可行白内障超声乳化及人工晶状体植入术。

3. **手术前后用药**

（1）手术前后应使用糖皮质激素和 / 或其他免疫抑制剂联合治疗。

（2）手术前后应使用糖皮质激素滴眼剂、非甾体抗炎药和睫状肌麻痹剂点眼治疗。

（3）术后根据前房反应确定糖皮质激素、免疫抑制剂的治疗剂量、时间，以及局部点眼的频度。

（二）继发性青光眼

1. 后葡萄膜炎期的青光眼由睫状体水肿、房角炎症所致，糖皮质激素点眼、

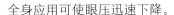

全身应用可使眼压迅速下降。

2. 虹膜完全后粘连所致的眼压升高应在降眼压、抗炎和免疫抑制剂治疗的情况下尽快行虹膜周切术或激光虹膜切开术,一般而言,虹膜周切术的成功率要高于激光虹膜切开术。

3. 房角关闭,小梁硬化、闭塞等引起的眼压升高应在有效降眼压、抗炎和免疫抑制剂治疗的情况下进行相应的抗青光眼手术治疗。

4. 手术后应给予糖皮质激素点眼、规范的糖皮质激素和免疫抑制剂全身治疗。

（三）脉络膜新生血管

1. 早期及时应用糖皮质激素和免疫抑制剂通常可避免脉络网膜新生血管形成,也可能有助于新生血管膜的瘢痕化。

2. 针对 VEGF 的生物制剂如康柏西普对脉络膜新生血管可能有抑制作用。

十、预后

1. 早期正确治疗可使大多数患者恢复很好的视力。

2. 黄斑区脉络膜新生血管和增殖性改变是引起永久视力下降的重要原因。

3. 正确及时处理继发性青光眼对患者视力预后有重要意义。

第十六章
交感性眼炎

一、概述

1. 交感性眼炎是一种发生于眼球穿通伤或内眼手术后的双侧肉芽肿性葡萄膜炎。受伤眼、手术眼被称为诱发眼或刺激眼,另一眼被称为交感眼。

2. 此病多发生于中青年,以男性多见。

3. 眼穿通伤比内眼手术更易引起交感性眼炎。

4. 近年来,交感性眼炎的发生率在逐渐下降,主要与外伤后及时处理和手术技术的进步有关。

二、病因和发病机制

1. 一般认为眼外伤或内眼手术造成眼内抗原(如视网膜 S 抗原、光感受器间维生素 A 类结合蛋白、葡萄膜色素相关抗原等)的暴露,诱发 Th1、Th17 细胞免疫反应,从而导致疾病的发生。

2. 感染因素在发病中可能起着佐剂作用,促进疾病的发生。

3. 遗传因素可能在交感性眼炎的发生中起着一定的作用。

三、临床表现

(一)眼部表现

1. 交感性眼炎多发生于眼球穿通伤后 2 周～3 个月之间,但也有在受伤后数十年发病的报道。

2. 患者自诉眼红、畏光、流泪、视物模糊或视力下降,眼后段受累者有闪光、视物变形等症状。

3. 患者典型表现为双侧肉芽肿性全葡萄膜炎;眼底改变有弥漫性脉络膜炎、浆液性视网膜脱离、视盘肿胀,可伴有出血、黄斑区星芒状渗出,以后可出现晚霞状眼底改变、Dalen-Fuchs 结节(图 2-16-1)、多发性脉络膜萎缩病灶等改变;眼前段改变有羊脂状 KP、前房闪辉和细胞、虹膜 Koeppe 结节、Bussaca 结节,偶尔可出现虹膜肉芽肿,虹膜后粘连常见,也可发生虹膜周边前粘连。在疾病复发时可出现睫状充血。

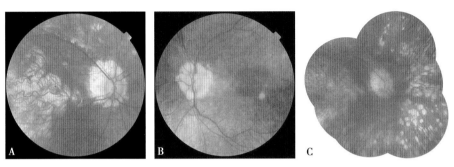

图 2-16-1　交感性患者的晚霞状眼底(A、B)和 Dalen-Fuchs 结节(C)

(二)全身表现

1. 交感性眼炎可出现类似 Vogt- 小柳原田病的全身表现。

2. 全身表现有脑膜刺激征(头痛、颈项强直、恶心、呕吐)、耳鸣、听力下降、脱发、毛发变白和白癜风。但是,这些表现发生的比例比 VKH 病要低得多。

四、并发症

1. 并发性白内障是常见的并发症,尤其见于炎症后反复发作的患者和长期使用糖皮质激素点眼的患者。

2. 继发性青光眼也是常见的并发症,主要由虹膜完全后粘连或广泛虹膜周边前粘连所引起。

3. 角膜带状变性多见于慢性炎症或炎症反复发作的患者,诱发眼更易发生此种并发症。

4. 脉络膜新生血管(图 2-16-2)相对少见,发生于黄斑区者常导致显著的视力下降。

5. 视神经萎缩是一种少见的并发症,见于顽固性眼压升高的患者。

6. 视盘旁脉络膜萎缩,是一种常见的并发症,一般对视力影响不大。

7. 眼球萎缩多发生于诱发眼。

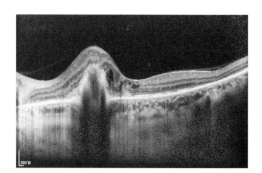

图 2-16-2 慢性前葡萄膜炎患者的脉络膜新生血管

五、诊断和鉴别诊断

1. 眼球穿通伤或内眼手术史是交感性眼炎诊断的必要依据。

2. 典型的临床表现,特别是弥漫性脉络膜炎、晚霞状眼底、Dalen-Fuchs 结节和肉芽肿性前葡萄膜炎对确定诊断有重要价值。

3. 全身表现对诊断有一定的帮助,但仅在少数患者出现这些全身改变。

4. 辅助检查对此病的诊断有重要价值或一定价值。FFA 检查发现早期点状强荧光、晚期多湖状荧光集聚、视盘染色等对活动性脉络膜炎的诊断有重要帮助;ICGA 检查发现多发性弱荧光点和相对应于浆液性视网膜脱离的大片状暗区,对诊断有重要帮助;B 超检查可发现脉络膜增厚和视网膜脱离;OCT 可发现神经视网膜上皮脱离(图 2-16-3)、脉络膜新生血管等。

OS, FA 0:55.14 55° [HS]　　　　　　**OS, FA 6:21.21 55° ART [HS]**

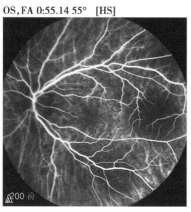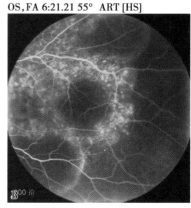

OS, ICGA 0:35.31 55° [HS]   OS, ICGA 11:43.30 55° ART [HS]

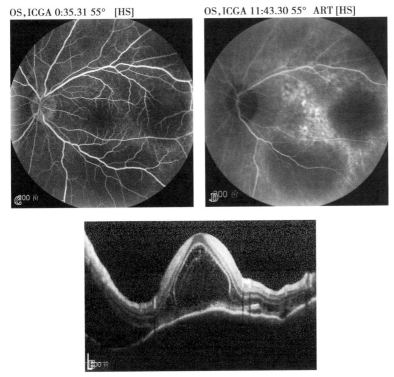

图 2-16-3　交感性患者的 FA 显示早期点状强荧光与晚期多湖状集聚（A、B）、ICGA 显示多发性弱荧光点与大片状暗区（C、D）和 OCT 显示神经视网膜上皮脱离（E）

　　5．此病应与多种疾病相鉴别。

　　（1）特别应与 Vogt- 小柳原田病相鉴别，眼球穿通伤或内眼手术史是区别两者的重要因素，Vogt- 小柳原田病有典型的疾病进展规律，早期表现为后葡萄膜炎，后期表现为全葡萄膜炎，炎症性质从早期的非肉芽肿性到后期的肉芽肿性。此外，交感性眼炎的全身表现发生率显著低于 Vogt- 小柳原田病。根据这些方面，两者一般不难作出鉴别诊断。

　　（2）交感性眼炎还应与结节病、特发性肉芽肿性葡萄膜炎、眼结核、梅毒性葡萄膜炎等相鉴别。

六、治疗

（一）糖皮质激素

1. 糖皮质激素仍是治疗交感性眼炎的主要药物。

2. 滴眼剂点眼 适用于眼前段炎症,点眼的频度依据炎症严重程度而定,炎症重者点眼频度高,每日 4～8 次;炎症轻微者则宜选用作用温和的糖皮质激素点眼剂,并降低点眼频度。

3. 后 Tenon 囊下注射 适用于严重的脉络膜炎和伴有浆液性视网膜脱离的患者。

4. 玻璃体内注射或放置缓释装置 适用于伴有顽固性囊样黄斑水肿的患者。

5. 全身应用 一般而言,患者多需全身用药,初始剂量通常为 0.5～1.0mg/（kg·d）,以后逐渐减量。必要时,应联合其他免疫抑制剂。

（二）扩瞳剂／睫状肌麻痹剂

1. 有眼前段炎症者应给予扩瞳剂／睫状肌麻痹剂,对严重的炎症应给予 2% 阿托品眼膏,对轻度炎症患者则应给予托吡卡胺点眼。

2. 对新的虹膜后粘连,用扩瞳剂／睫状肌麻痹剂难以拉开时,可给予强力散瞳剂结膜下注射。

（三）其他免疫抑制剂

1. 对糖皮质激素单独使用效果不佳者或不能耐受者,可联合或改用其他免疫抑制剂,如环孢素、苯丁酸氮芥、环磷酰胺、甲氨蝶呤、硫唑嘌呤、麦考酚酸酯等,在应用过程中应注意监测药物的副作用,一经发现即应减药或停药,并给予相应处理。

2. 生物制剂 抗肿瘤坏死因子抗体可应用于糖皮质激素或其他免疫抑制剂不能耐受或效果不佳的葡萄膜炎患者,但此种药物对交感性眼炎的治疗作用尚有待于进一步观察所证实。

七、预防

1. 受伤后及时清创缝合,特别是在显微镜下进行操作,避免眼组织嵌顿于伤口及进一步损伤，并给予适当抗生素处理，可能会减少交感性眼炎的发生。

2. 应尽量避免对同一眼反复进行内眼手术，如确需手术者应在术前、术后给予糖皮质激素治疗。

八、预后

1. 早期正确治疗可使大部分患者恢复有用的视力。

2. 长期反复发作的炎症，特别是伴有持续性眼压升高、囊样黄斑水肿的患者常导致视力严重下降或丧失。

3. 诱发眼的视力预后通常较交感眼为差。

第十七章
Fuchs 综合征

一、概述

1. Fuchs 综合征是一种慢性前葡萄膜炎,典型地表现为单眼虹膜弥漫性脱色素,弥漫分布或分布于瞳孔区的中等大小 KP,不出现虹膜后粘连。

2. Fuchs 综合征在文献中也被称为 Fuchs 虹膜异色性虹膜睫状体炎、Fuchs 虹膜异色性葡萄膜炎。

3. Fuchs 综合征在世界各地均有发生,无种族、性别差异,多发于 20 ~ 50 岁的成年人。

4. Fuchs 综合征以往被认为是一种少见的葡萄膜炎类型,但在临床上并不是那么少见,占葡萄膜炎患者总数的 5% 以上。

5. Fuchs 综合征在国人中是最容易被误诊和漏诊的葡萄膜炎类型之一。

二、病因和发病机制

1. 此病的病因和发病机制仍不清楚,一些研究认为,疱疹病毒感染、弓形虫感染可能在其发生中起着一定作用。

2. 近年研究认为自身免疫反应、遗传因素也可能起着一定作用。

三、临床表现

1. 约 90% 患者为单眼受累。

2. 一般无眼红、眼痛的表现,但在第一次发病时可有这些改变。

3. 患者常自诉视物模糊或视力下降。

4. 眼部检查常发现以下特征性改变:

(1)中等大小、星形 KP:常弥漫性分布或分布于瞳孔后(图 2-17-1)。

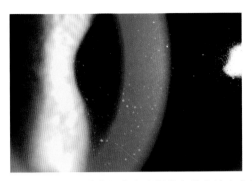

图 2-17-1　Fuchs 综合征患者弥漫分布的中等大小 KP

（2）虹膜脱色素：呈弥漫性脱色素，有时呈蛇皮样外观，在裂隙灯细光带下容易辨别出虹膜脱色素（图 2-17-2）。

（3）虹膜异色：在患眼虹膜脱色素非常明显时可出现双眼虹膜异色，由于国人虹膜色素浓集，很难看到这一体征。在欧罗巴人种中，此种体征常见。

（4）无虹膜后粘连。

（5）前房可出现轻度闪辉和少量炎症细胞。

（6）少数患者可出现虹膜肿胀感或肥厚感。

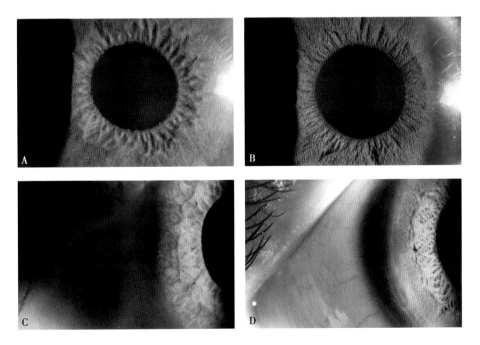

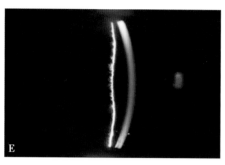
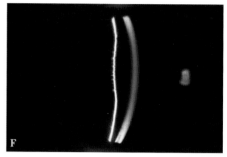

图 2-17-2　Fuchs 综合征患者的弥漫性脱色素（A、C、E 为患眼，B、D、F 为正常眼）、蛇皮样外观（C）裂隙灯细光带下呈现出的虹膜透光区增大（E 患眼、F 正常眼）

（7）可出现虹膜 Koeppe 结节或 Bussaca 结节，但这些结节有绒毛状外观（图 2-17-3），与肉芽肿性葡萄膜炎引起的结节有明显不同。

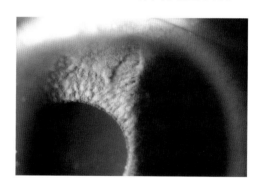

图 2-17-3　Fuchs 综合征患者的绒毛状外观 Bussaca 结节

（8）少数患者出现瞳孔轻度开大或不规则，这主要是虹膜瞳孔括约肌受损所致。

（9）不少患者出现轻度玻璃体混浊，少数患者可有明显的玻璃体混浊。

（10）眼底改变少见，少数患者可出现周边部脉络膜视网膜病变，FFA 检查可发现部分患者有视网膜血管渗漏。

四、并发症

1. **并发性白内障**　是最常见的并发症，主要表现为晶状体后囊下混浊，后期可发展为晶状体全混浊。

2. **继发性青光眼** 也是一种常见的并发症,眼压可轻度升高,也可显著升高,晚期可致严重的视野缺损和视神经萎缩。

3. **其他并发症** 极个别患者可出现视网膜脱离、黄斑裂孔,但这些并发症是否与此病有关尚难以确定。

五、诊断和鉴别诊断

1. 此病主要是临床诊断,即根据典型的临床表现可作出正确诊断。

2. 诊断依据有弥漫分布或分布于角膜中央区的中等大小的 KP,轻度前房炎症反应,虹膜弥漫性脱色素,无虹膜后粘连。

3. 辅助检查有 B 超、UBM、荧光素眼底血管造影等,这些检查可以帮助了解患者的眼部改变,但对于此病诊断无实质性意义。

4. 有关此病的诊断,目前尚无理想的标准。笔者根据近 1 000 例中国 Fuchs 综合征患者的临床表现,利用数据挖掘的方法,制定出此病的诊断标准(表 2-17-1)。

表 2-17-1 Fuchs 综合征的诊断标准

必备体征
- 弥漫性虹膜脱色素
- 无虹膜后粘连
- 前房轻度炎症

①星形或中等大小 KP,弥漫分布或角膜中央区分布;②房水少量细胞和轻度闪辉(1+或 2++)

参考体征
- 多为单侧受累
- 并发性白内障
- 玻璃体混浊
- 无急性炎症的体征
- 特征性虹膜结节

结果判断
- 具有 3 个主征可确定诊断
- 参考体征对诊断有提示作用

摘自:YANG P, ZHANG W, CHEN Z, et al. Development of revised diagnostic criteria for Fuchs' uveitis syndrome in a Chinese population[J]. Ophthalmol, 2022, 106(12): 1678-1683.

5. 鉴别诊断　此病应与以下葡萄膜炎类型相鉴别：

（1）特发性慢性前葡萄膜炎；

（2）肉芽肿性前葡萄膜炎恢复期；

（3）中间葡萄膜炎；

（4）Posner-Shlossman 综合征；

（5）眼内淋巴瘤所致的伪装综合征。

六、治疗

（一）前葡萄膜炎

1. 轻度前房炎症一般不需要治疗。

2. 对于前房出现较多炎症细胞及大量 KP 的患者，可短期给予糖皮质激素点眼治疗。

（二）并发性白内障

1. 对于 Fuchs 综合征而言，前房炎症一般不影响手术治疗，只要是白内障已影响患者的视力且患者有手术要求，在有 KP 的情况下，可行白内障手术治疗。

2. 白内障超声乳化联合人工晶状体植入术是常用的手术方式，多数患者可获得较好的效果。

3. 术前、术后可短期给予糖皮质激素滴眼剂和非甾体抗炎药滴眼剂点眼治疗。

（三）继发性青光眼

1. 多数患者的眼压在用降眼压药物治疗后可获得控制。

2. 少数患者可出现顽固性高眼压，应根据情况选择相应的抗青光眼手术治疗。

七、预后

1. 绝大多数患者视力预后良好。

2. 顽固性高眼压，特别是导致了视神经萎缩和角膜大泡状变性者，视力预后不良。

第十八章
青睫综合征

一、概述

1. 青睫综合征是一种以复发性眼压升高为特征的伴有少量中等大小 KP 的炎症性疾病。

2. 在英文文献中，被称为 Posner-Schlossman 综合征。

3. 此病发生于世界各地，无种族差异，在我国浙江、江苏、上海一带多见。

4. 多发生于 20 ~ 50 岁，无性别差异。

5. 绝大多数为单眼受累。

二、病因和发病机制

1. 病因和发病机制仍不完全清楚。

2. 糖皮质激素对该病有很好的治疗效果，提示它是一种炎症性疾病。

3. 目前研究认为单纯疱疹病毒、巨细胞病毒、水痘 - 带状疱疹病毒感染在此病发生中起作用，但抗病毒药物未发现有任何治疗效果。

三、临床表现

1. 患者通常有复发性不适，视物模糊或视力下降，少部分患者有畏光和虹视，一般不会出现明显眼痛、头痛、恶心、呕吐等表现。

2. 眼压升高　突然发作，眼压从 20 至 60mmHg 不等，一般无睫状充血、角膜雾状混浊、急性闭角性青光眼的表现。

3. 特征性 KP　常表现为数个至十数个中等大小 KP，类似羊脂状外观（图 2-18-1），但没有羊脂状 KP 那么油腻和凸起，主要分布于下方三分之一的瞳孔区。KP 可持续数周甚至数月。

4. 前房闪辉和前房细胞　一般不出现，但可有轻微的前房闪辉。

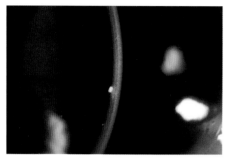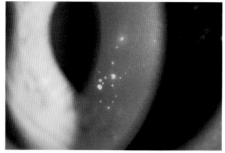

图 2-18-1 青睫综合征患者的 KP

5. 虹膜改变 部分患者可出现虹膜脱色素,但虹膜脱色素往往是局灶性的或不均匀的,此与 Fuchs 综合征引起的虹膜弥漫性脱色素有明显不同。不会出现虹膜后粘连、前粘连、房角粘连。

6. 少数患者可出现瞳孔轻度散大。

四、并发症

1. 此病很少引起并发症。

2. 顽固性持久性眼压升高可导致杯盘比增大、视神经萎缩,视野缺损、弓形暗点、旁中心暗点、鼻侧阶梯等改变。

3. 少数患者可发生晶状体后囊下混浊。

五、诊断和鉴别诊断

1. 此病是临床诊断,主要根据复发性眼压升高、少量中等大小 KP、对糖皮质激素敏感的眼压升高、房角开放等作出诊断。

2. 三个"分离"对诊断有重要帮助。

(1)眼压升高(明显)与患者症状(轻)分离。

(2)眼压升高(明显)与患者体征(很轻)分离。

(3)眼压升高(明显)与患者前房炎症(很轻)分离。

3. 鉴别诊断

(1)Fuchs 综合征

1)Fuchs 综合征与青睫综合征均有中等大小的 KP,但前者的 KP 往往弥漫分布, 有时呈星形外观, 数量通常较多; 而后者则往往分布在瞳孔区, 数目常在25 个以内。

2)Fuchs 综合征与青睫综合征均可有虹膜脱色素, 但前者的脱色素呈弥漫性, 而后者则往往不均匀。

3)Fuchs 综合征与青睫综合征均可引起眼压升高, 但前者的眼压升高通常需要降眼压药治疗, 而后者往往需要糖皮质激素联合降眼压药物治疗。

4)Fuchs 综合征与青睫综合征均可引起并发性白内障, 但前者并发性白内障的发生率要显著高于后者的发生率。

(2)疱疹病毒性前葡萄膜炎

1)疱疹病毒性前葡萄膜炎往往引起眼压升高, 但眼压升高往往伴有大量KP、明显的前房炎症反应, 此与青睫综合征无明显前房炎症有根本的不同。

2)疱疹病毒性前葡萄膜炎往往引起虹膜萎缩和脱色素, 但虹膜萎缩往往呈灶状、扇形、片状或大片状, 且常常伴有虹膜后粘连; 而青睫综合征则出现不均匀的虹膜脱色素, 也不会出现虹膜后粘连。

3)疱疹病毒性前葡萄膜炎的 KP 往往呈羊脂状, 且常常有色素外观; 而青睫综合征则是中等大小或类似羊脂状 KP(但没有羊脂状那种油腻、凸起外观)。

(3)急性虹膜睫状体炎。

(4)慢性肉芽肿性虹膜睫状体炎。

六、治疗

1. **糖皮质激素滴眼剂**　是治疗患者眼压高和 KP 的常用药物, 常选用 0.1% 的地塞米松滴眼剂或 1% 的醋酸泼尼松龙滴眼剂, 每天 3 ~ 4 次, 待眼压下降后, 可根据患者眼压控制情况逐渐降低点眼频度。

2. **降眼压药物**　可选择 0.5% 噻吗洛尔滴眼液、派立明滴眼液等, 通常与糖皮质激素联合应用。

3. **手术治疗**　对于顽固性眼压升高的患者, 在药物治疗难以有效地控制眼压的情况下, 可以考虑选择相应的手术治疗。

七、预后

1. 绝大多数患者视力预后良好。
2. 顽固性、长期眼压高可导致视野改变，甚至明显的视力下降。

第十九章
肾小管间质性肾炎葡萄膜炎综合征

一、概述

1. 肾小管间质性肾炎葡萄膜炎综合征是一种累及肾脏和眼的疾病,表现为间质性肾炎和眼内炎症(葡萄膜炎)。

2. 葡萄膜炎可与间质性肾炎同时发生,也可于其 2 个月前或之后 1 年内发生。

3. 葡萄膜炎通常表现为急性虹膜睫状体炎。

4. 女性发病多于男性。

二、病因和发病机制

1. 此病的原发病因尚不完全清楚,可能与感染、免疫及药物过敏有关。

2. T 细胞在其发病中可能起着一定作用。

3. 遗传因素也可能在此病发生中起着一定作用。

三、临床表现

(一)全身表现

1. 发病时可有头痛、发热、乏力、关节疼痛或肌肉疼痛、体重减轻、腹痛、恶心、呕吐等全身表现。

2. 尿频、多尿。

3. 尿检查发现尿蛋白、血尿、糖尿、管型尿、氨基酸尿。

4. 可出现肾功能异常,表现为血清肌酐和非蛋白氮水平升高。

(二)眼部表现

1. 最常见的表现是急性虹膜睫状体炎,多为双侧受累,出现睫状充血,前房闪辉和大量前房细胞,甚至出现纤维素性渗出或前房积脓。

2.少数患者还可表现为慢性肉芽肿性葡萄膜炎,出现羊脂状 KP(图 2-19-1),
还可表现为中间葡萄膜炎、后葡萄膜炎和全葡萄膜炎。

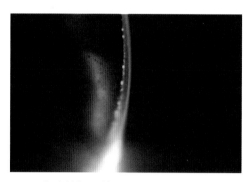

图 2-19-1　肾小管间质性肾炎葡萄膜炎患者的羊脂状 KP

3.少数患者还可出现干眼、结节性巩膜炎等。

四、并发症

1.眼部的并发症较少见。

2.少数患者可出现并发性白内障、继发性青光眼、裂孔源性视网膜脱离、视
盘新生血管等并发症。

五、诊断和鉴别诊断

1.根据患者肾小管间质性肾炎的全身表现,再结合尿液改变和血液检查发
现血沉加快、血浆 γ 球蛋白和 C 反应蛋白升高、血清肌酐和尿素氮水平增高,一
般不难作出正确诊断。

2.与急性前葡萄膜炎或其他类型葡萄膜炎的表现相鉴别。

3.FFA 在少数患者中可发现视网膜血管渗漏、视盘染色、囊样黄斑水肿
(图 2-19-2)等改变。

4.此病所伴发的葡萄膜炎应与血清阴性椎关节病变所伴发的葡萄膜炎,
HLA-B27 阳性急性前葡萄膜炎,特发性前葡萄膜炎,Behcet 病、肉芽肿性多血
管炎伴发的葡萄膜炎相鉴别。

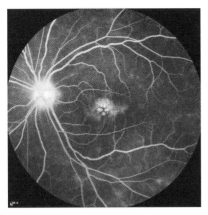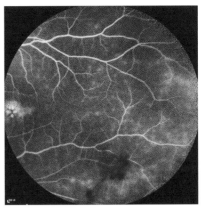

图 2-19-2　肾小管间质性肾炎葡萄膜炎患者的 FFA 检查显示视网膜血管渗漏、视盘染色

六、治疗

（一）肾小管间质性肾炎

1. 主要全身使用糖皮质激素。

2. 应请肾病科专家诊治。

（二）葡萄膜炎

1. 前葡萄膜炎应使用糖皮质激素滴眼剂点眼和睫状肌麻痹剂点眼治疗，点眼的频度和时间应依据炎症的严重程度而定。

2. 对于中间、后和全葡萄膜炎，应给予糖皮质激素口服治疗。

七、预后

1. 通过及时正确治疗，肾脏病变通常预后良好，少数患者可发展为慢性肾功能衰竭。

2. 多数患者视力预后良好。

3. 有眼底病变者，特别是伴有顽固性视网膜血管炎和持久性囊样黄斑水肿者，视力预后不良。

第二十章
结节病及其伴发的葡萄膜炎

一、概述

1. 结节病是一种多系统、多器官受累的以非干酪样坏死性肉芽肿为特征的炎症性疾病。

2. 25%~80% 的结节病患者出现眼部病变。

3. 眼结节病指既有特征性的非干酪样坏死肉芽肿又有相应的眼部病变。

4. 拟眼结节病是指那些具有结节病样眼部改变和双侧肺门淋巴结肿大的疾病。

5. 结节病在世界各地均有发生,在欧洲、美洲及日本比较常见,但在我国相对少见。

6. 可发生于任何年龄。

二、病因和发病机制

1. 此病确切病因和发病机制仍不完全清楚。

2. CD4$^+$T 细胞和一些细胞因子如肿瘤坏死因子、IL-12、IL-8、IL-10 等参与此病的发生。

3. 遗传因素在其发病中的作用逐渐被人们所认识,但尚未被阐明。

三、临床表现

(一)全身表现

1. 肺部病变

(1)约 90% 的患者有肺部受累,一些患者可有发热、乏力、咳嗽、胸痛、呼吸困难等。

(2)最常见的改变为双侧肺门淋巴结肿大及纵隔淋巴结肿大。

2. **周围淋巴结肿大**　发生率为27%～75%,表现为双侧淋巴结肿大。

3. **皮肤病变**　发生率为9%～37%,最常见的表现是结节性红斑,尚可出现冻疮样狼疮、皮下结节、斑丘疹等。

4. **关节病变**　发生率为20%,主要表现为关节炎。

5. **神经系统病变**　发生率为5%～26%,可出现脑神经、脑实质、脊髓损伤的各种表现。

6. **其他改变**　肝脾肿大、腮腺肿大、间质性肾炎、心肌病、心包炎、心脏传导阻滞等。

（二）眼部病变

1. **葡萄膜炎**　是眼结节病最常见的改变。

（1）可表现为前葡萄膜炎、中间葡萄膜炎、后葡萄膜炎及全葡萄膜炎。

（2）多表现为慢性肉芽肿性炎症,出现羊脂状KP、虹膜Koeppe结节、Bussaca结节、虹膜肉芽肿(图2-20-1)、玻璃体串珠样混浊;也可表现为急性炎症,出现睫状充血、前房大量炎症细胞等改变。

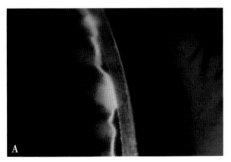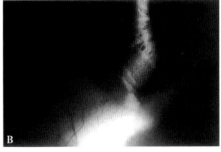

图2-20-1　结节病伴发葡萄膜炎患者的Bussaca结节（A）和虹膜肉芽肿（B）

（3）文献报道,其引起的视网膜静脉周围炎具有典型的血管壁周围黄白色渗出斑(蜡烛斑),但此种病变在我国结节病患者中少见。

（4）一些患者可出现视网膜深层、视网膜色素上皮层、脉络膜的肉芽肿结节或炎症病灶,以及匍行性脉络膜视网膜炎等改变。

（5）在我国眼结节病患者中,多数出现亚临床视网膜血管炎,这些患者在

使用检眼镜检查时,眼底无明确病变,但在 FFA 检查时则发现视网膜血管渗漏
(图 2-20-2)。

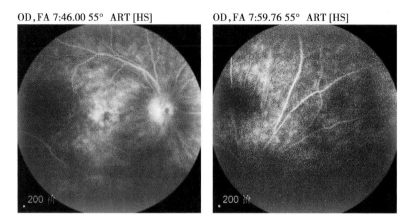

OD, FA 7:46.00 55° ART [HS]　　　　OD, FA 7:59.76 55° ART [HS]

图 2-20-2　结节病伴发葡萄膜炎患者的 FFA 显示视网膜血管渗漏

2. 其他眼部病变

(1)视盘肉芽肿、视神经炎、视神经萎缩。

(2)眼睑结节、溃疡、丘疹及冻疮样狼疮。

(3)泪腺结节、肉芽肿。

(4)多种角膜病变。

(5)巩膜炎、浅层巩膜炎。

(6)眼外肌肉芽肿。

四、并发症

1. **慢性葡萄膜炎**　易引起并发症。

2. **并发性白内障**　是常见的并发症,多见于慢性炎症患者,病程越长,其发
病率越高。

3. **继发性青光眼**　是常见的并发症,主要由虹膜完全后粘连、虹膜周边前
粘连、房角粘连、虹膜或房角肉芽肿等引起。

4. **囊样黄斑水肿**　主要见于眼后段受累的患者,特别易发生于有视网膜血
管炎的患者。

5. **其他并发症** 有角膜带状变性、渗出性视网膜脱落、视网膜新生血管、视网膜前膜、脉络膜新生血管和眼球萎缩。

五、诊断

1. 结节病的诊断主要根据患者的临床表现、组织活检、胸部 X 线检查等确诊。

2. 血清血管紧张素转化酶、血清溶菌酶水平升高对诊断有一定的帮助。

3. 第一届国际眼结节病研讨会将眼结节病分为四种类型：第一种为确定型结节病，组织学检查有非干酪样坏死性肉芽肿并有相应的葡萄膜炎改变；第二种是拟眼结节病，患者有双侧肺门淋巴结肿大和相应的葡萄膜炎改变，但未行组织活检；第三种和第四种分别是疑似型和可疑型眼结节病，患者未行组织活检，无双侧肺门淋巴结肿大，但有一些提示性临床体征（如羊脂状 KP、虹膜结节、小梁网结节、多灶性脉络膜视网膜炎、玻璃体内雪球状或串珠状混浊、结节性或节段性视网膜静脉周围炎、孤立的脉络膜结节）或提示性实验室检查。

4. FFA、ICGA、B 超、OCT、视野检查等对判断眼部受累及炎症严重程度和评价治疗效果都有一定的价值。

六、鉴别诊断

1. 应与各种非感染性肉芽肿性葡萄膜炎相鉴别，如 Vogt- 小柳原田病、交感性眼炎、特发性肉芽肿性葡萄膜炎、Blau 综合征、肉芽肿性血管炎伴发的葡萄膜炎等。

2. 结节病所致的非肉芽肿性葡萄膜炎应与其他非肉芽种性葡萄膜炎相鉴别，这些疾病包括特发性前葡萄膜炎、HLA-B27 阳性前葡萄膜炎、血清阴性椎关节病变伴发的葡萄膜炎、间质性肾炎葡萄膜炎综合征等。

3. 应与各种感染性肉芽肿性葡萄膜炎或眼内炎相鉴别，这些疾病包括结核性葡萄膜炎、梅毒性葡萄膜炎、真菌性眼内炎、细菌性眼内炎等。

七、治疗

1. **糖皮质激素** 是治疗眼结节病的常用药物。

（1）全身使用：初始剂量为 0.5~1mg/（kg·d），以后根据炎症消退情况逐渐减药。

（2）点眼治疗：对有眼前段炎症者应给予糖皮质激素点眼治疗，炎症重者选用 0.1% 地塞米松或 1% 醋酸泼尼松龙点眼，每日 4~8 次，炎症减轻后则改为作用温和的氟甲松龙点眼，并降低点眼频度。

2. 其他免疫抑制剂

（1）对于糖皮质激素不敏感或不能耐受的患者，可选用或加用其他免疫抑制剂。

（2）环孢素：是常用而有效的药物，初始剂量为 3~5mg/（kg·d），以后根据情况逐渐减至维持量[2mg/（kg·d）]，在炎症得到完全控制后可停药。在治疗过程中应注意此药引起的肝毒性、肾毒性、神经毒性、心血管毒性等副作用。

（3）苯丁酸氮芥：是氮芥类药物，作用温和而持久，初始剂量为 0.1mg/（kg·d），以后逐渐减量，应注意此药物可引起的骨髓抑制、不育、月经紊乱等副作用。

（4）环磷酰胺：是氮芥类药物，有较强的免疫抑制作用，成人初始剂量为 50~100mg/d，以后根据炎症消退情况可逐渐减药，应注意此药的骨髓抑制、膀胱毒性（血尿）、不育、月经紊乱等方面的副作用。

（5）硫唑嘌呤：初始剂量为 1~2mg/（kg·d），以后可根据情况减量。

（6）甲氨蝶呤：初始剂量为 7.5~15mg/ 周，联合叶酸治疗可减少贫血的发生。

3. 扩瞳剂及睫状肌麻痹剂适用于有前房炎症的患者。

（1）炎症严重者可选用 2% 阿托品眼膏。

（2）对于中等或轻度炎症可选用后马托品眼膏或托吡卡胺点眼治疗。

4. 并发性白内障　可在炎症完全控制后行手术治疗，白内障超声乳化联合人工晶状体植入术是常用的手术方式。

5. 继发性青光眼　对炎症本身引起的应给予糖皮质激素点眼或全身用药，并联合降眼压药物；对虹膜后粘连、前粘连、房角粘连引起的可根据情况给予相应的抗青光眼手术治疗。

6. 视网膜新生血管　可根据情况行激光光凝治疗或行玻璃体内注射康柏西普等抗 VEGF 制剂。

八、预后

1. 多数患者视力预后良好。

2. 顽固性囊样黄斑水肿、黄斑区视网膜前膜、视神经萎缩可导致视力严重下降。

3. 结节病所致中枢神经损害可导致患者死亡。

第二十一章
霜样树枝状视网膜血管炎

一、概述

1. 霜样树枝状视网膜血管炎是一种主要累及视网膜静脉的视网膜血管炎。

2. 此病是一种特发性炎症，但在巨细胞病毒性视网膜炎、结节病、Behcet病、全身单纯疱疹病毒感染、淋巴瘤等疾病中也可出现此种血管炎。

3. 不伴有全身性疾病的称为原发性霜样树枝状视网膜血管炎，伴有全身性疾病者则被称为继发性霜样树枝状视网膜血管炎。

4. 此病在世界各地均有发生；多见于儿童，男性多于女性；多为双侧受累。

二、病因和发病机制

1. 此病病因和发病机制仍不完全清楚。

2. 病毒感染在其发生中可能起着一定作用，但抗病毒治疗并无效果。

3. 目前研究认为它是一种免疫反应介导的疾病。

三、临床表现

1. 一些原发性霜样树枝状视网膜血管炎患者可有病毒感染的前驱症状。

2. 患者常突然发病，病变进展迅速，可有视物模糊或视力下降，甚至是严重视力下降，可伴有眼前黑影、眼红、畏光、流泪等改变。

3. 眼底的特征性改变为广泛的视网膜静脉血管鞘，像冬天结霜的树枝一样，可伴有囊样黄斑水肿（图2-21-1）、视网膜出血、视网膜水肿、神经视网膜上皮脱离、视盘肿胀。

4. 一般无睫状充血，但可有轻度的前房炎症反应，出现前房闪辉、前房细胞，甚至出现羊脂状KP。

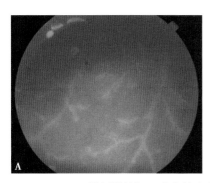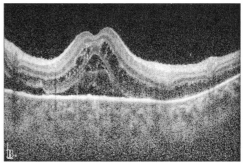

图 2-21-1　霜样树枝状视网膜血管炎患者的霜样树枝状改变（A）和囊样黄斑水肿（B）

5.可有轻度至中度玻璃体炎症反应。

6.继发性霜样树枝状视网膜血管炎,可出现伴发疾病的眼部或全身表现。

四、并发症

1.此病的并发症少见。

2.可出现并发性白内障、继发性青光眼、视网膜萎缩、视网膜新生血管等。

五、诊断和鉴别诊断

1.原发性霜样树枝状视网膜血管炎的诊断是临床诊断,根据典型的眼底改变即可作出正确诊断。

2.继发性霜样树枝状视网膜血管炎则应根据患者的临床表现、潜在的全身性疾病,选择合适的辅助检查和实验室检查,以明确诊断。

3.FFA 检查对该病诊断和评估治疗效果有重要价值,主要表现为视网膜血管渗漏(图2-21-2)。

4.ICGA、OCT 检查对判断脉络膜视网膜病,也有一定价值。

5.鉴别诊断

(1)应与多种原因引起的视网膜血管炎相鉴别。

(2)由于霜样树枝状视网膜血管炎可继发于 Behcet 病、眼结节病、病毒性视网膜炎、梅毒性葡萄膜炎、眼弓形虫病等,在诊断时,应将原发性霜样树枝状视网膜血管炎与继发性霜样树枝状视网膜血管炎鉴别开来。

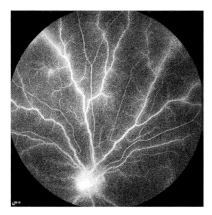

图 2-21-2　霜样树枝状视网膜血管炎患者的视网膜血管渗漏

六、治疗

1. 原发性霜样树枝状视网膜血管炎对糖皮质激素敏感，初次剂量为 0.6～1.0mg/(kg·d)，待炎症减轻后则应逐渐减量。其他免疫抑制剂，应根据患者具体情况选用。

2. 对于继发性霜样树枝状视网膜血管炎，则应根据原发性疾病给予合理治疗。

七、预后

1. 原发性霜样树枝状视网膜血管炎经过正确治疗视力预后良好。

2. 继发性霜样树枝状视网膜血管炎的视力预后取决于原发性疾病对眼底的损害、并发症的出现，以及治疗是否及时。

第二十二章
疱疹病毒性前葡萄膜炎

一、概述

1. 目前已经确定 8 种疱疹病毒可引起葡萄膜炎,这 8 种病毒分别是单纯疱疹病毒(HSV)1、2、6、7、8 型,以及水痘 - 带状疱疹病毒(VZV)、巨细胞病毒(CMV)和 EB 病毒。

2. 上述疱疹病毒可引起前葡萄膜炎和后葡萄膜炎,本章讨论其引起的前葡萄膜炎。

3. 疱疹病毒引起的葡萄膜炎在临床表现上有很大相似性,其诊断主要根据临床表现而不是根据病因学检查,因此更确切地说,此种葡萄膜炎应称为拟疱疹病毒性前葡萄膜炎。

4. 目前研究提示,Fuchs 综合征和青睫综合征与疱疹病毒感染有关,但这两种炎症与拟疱疹病毒性前葡萄膜炎在临床上有很大不同。

二、病因和发病机制

1. HSV 主要感染黏膜并在感觉神经节潜伏。

2. 潜伏的 HSV 在应激情况下被激活可以引起葡萄膜炎。

3. HSV 所引起的免疫反应也参与了疾病的发生。

三、临床表现

1. 一般无全身表现,少数患者在葡萄膜炎发生前可有眼带状疱疹。

2. 患者自诉眼红、眼痛、畏光、流泪、视力下降或严重下降。

3. 检查发现睫状充血或混合充血,充血可是局限性的,也可是大范围的,可伴有或不伴有角膜基质混浊(图 2-22-1)。

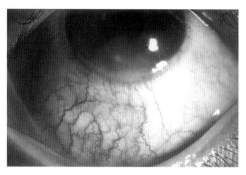

图 2-22-1　疱疹病毒性前葡萄膜炎患者的角膜基质混浊

4．色素性羊脂状 KP 是常见的表现（图 2-22-2），可分布于角膜病变处，也可以在角膜下方三角形分布，炎症严重时可在角膜后弥漫性分布。

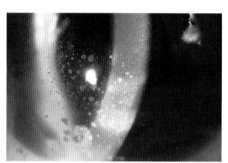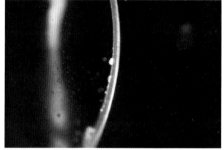

图 2-22-2　疱疹病毒性前葡萄膜炎患者的色素性羊脂状 KP

5．常有不同程度的前房反应，前房出现闪辉和细胞，极少数患者可有前房纤维素性渗出甚至前房积脓。

6．虹膜萎缩是此病的一个重要体征，呈局灶状、片状、扇形或大片状（图 2-22-3），常有不同程度的虹膜后粘连，也可出现 360° 虹膜后粘连。

7．瞳孔变形是此病的一个常见体征，此病的瞳孔变形与其他葡萄膜炎引起的瞳孔异常有明显不同，有僵直感，可能是瞳孔括约肌受损伤所引起，常伴有瞳孔移位。

8．眼压升高　一般而言，除个别极轻微的炎症外，均有眼压升高，眼压升高的幅度有很大不同，从超过 20mmHg 到眼压无法测出，并且此种眼压升高往往持续很久,一般而言,患者对眼压升高有比较好的耐受性,但持续的长久的眼压升高可引起视神经萎缩以及严重的视野异常。

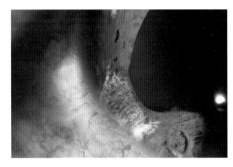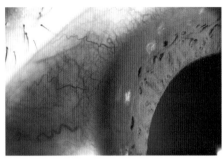

图 2-22-3　疱疹病毒性前葡萄膜炎患者的片状虹膜萎缩

四、并发症

1. 伴有角膜病变者可引起角膜瘢痕形成和新生血管,甚至引起大片状角膜病变。

2. 角膜内皮细胞减少　严重者可引起大泡状角膜变性。

3. 眼压升高是此病的一种典型表现,也可以说是一种并发症。

4. 并发性白内障多见于慢性顽固性炎症的患者。

五、诊断和鉴别诊断

1. 病毒性前葡萄膜炎的诊断是临床诊断,根据典型的眼部表现即可作出正确诊断。

2. 角膜基质炎症、色素性羊脂状 KP、各种各样的虹膜萎缩、僵直外观的瞳孔变形以及眼压升高是疱疹病毒性前葡萄膜炎的典型改变。

3. 角膜内皮检测可发现内皮细胞数量减少甚至是显著减少。

4. 视野检查对判断此病的视神经损伤有重要价值。

5. 鉴别诊断　病毒性前葡萄膜炎应与以下多种葡萄膜炎相鉴别:

(1)Fuchs 综合征;

(2)青睫综合征;

（3）结节病性葡萄膜炎；

（4）特发性肉芽肿性前葡萄膜炎；

（5）交感性葡萄膜炎；

（6）Vogt- 小柳原田病；

（7）中间葡萄膜炎；

（8）肉芽肿性血管炎（Wegener 肉芽肿）。

六、治疗

1. 文献推荐全身使用抗病毒药物。

2. 葡萄膜炎使用糖皮质激素点眼和抗病毒滴眼剂点眼。

3. 有明显角膜上皮病变者用糖皮质激素点眼应格外慎重。

4. 眼压升高应给予糖皮质激素、降眼压药物治疗，用药物治疗效果不佳时可根据患者的具体情况，选择相应的抗青光眼手术治疗。

5. 并发性白内障在炎症完全消退后可行超声乳化联合人工晶状体植入术，由于瞳孔不能收缩，在行白内障手术时可行瞳孔成形术以缩小瞳孔。

七、预后

1. 大多数患者经过正确治疗后视力预后较好。

2. 持续顽固性眼压升高可造成视神经萎缩和严重的视力下降。

3. 角膜内皮细胞失代偿可引起视力丧失。

第二十三章
巨细胞病毒性葡萄膜炎

一、概述

1. 巨细胞病毒(CMV)是疱疹病毒的一种,可引起视网膜炎。

2. 是免疫功能低下者尤其是获得性免疫缺陷综合征(AIDS)患者最常见的机会性感染。

3. CMV视网膜炎常发生于$CD4^+T$细胞数量低于50/μL的患者。

二、病因和发病机制

1. CMV感染通常通过性接触或通过密切接触而传播,可以在孕期发生,引起多种新生儿先天性异常。

2. 免疫功能正常者感染CMV后通常无症状或出现轻微发热、不适等症状。

3. 免疫功能低下者感染的CMV大量复制导致全身性疾病和视网膜炎。

三、临床表现

1. CMV视网膜炎常见于AIDS和器官移植后的患者,可伴有这些疾病的全身表现。

2. 患者自诉视物模糊、视力下降、眼前黑影、闪光等。

3. 眼前段一般无异常或有轻度前房闪辉、少量房水细胞和少许KP,玻璃体可有轻度混浊、细胞。

4. 眼底改变典型的表现为视网膜炎,表现为以下三种类型:

(1)暴发型:也叫水肿型,呈大片状视网膜坏死病灶,表现为致密的融合白色混浊,主要沿视网膜血管分布,伴有视网膜出血和血管鞘,形成类似比萨样的外观(图2-23-1)。

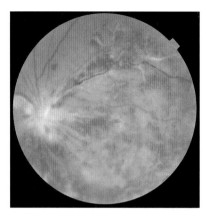

图 2-23-1 巨细胞病毒性葡萄膜炎患者的比萨样眼底改变

（2）颗粒型：也叫懒惰型，表现为片状颗粒状混浊，不伴有出血或伴有小量出血（图 2-23-2）。

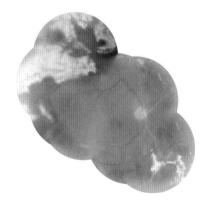

图 2-23-2 巨细胞病毒引起的颗粒型视网膜炎

（3）霜样树枝状视网膜血管炎：此种类型少见，典型地表现为广泛的视网膜血管鞘，类似冬天结霜的树枝。

5.其他眼底改变 包括视网膜血管闭塞（图 2-23-3）、视盘炎、囊样黄斑水肿等。

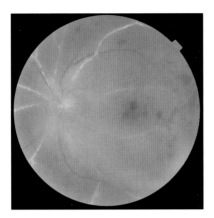

图 2-23-3　巨细胞病毒性视网膜患者的视网膜血管闭塞

四、并发症

1. 视网膜坏死病灶经治疗后发生胶质化，视网膜被纤维膜所代替（图 2-23-4 ）。

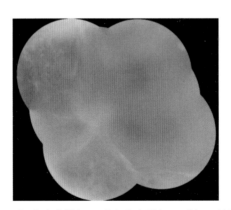

图 2-23-4　巨细胞病毒性视网膜炎患者的视网膜坏死被纤维膜代替

2. 裂孔源性或牵拉性视网膜脱离。

3. 囊样黄斑水肿。

4. 增殖性玻璃体视网膜病变（图 2-23-5 ）。

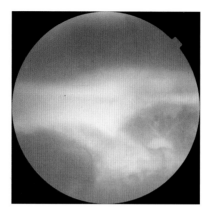

图 2-23-5　巨细胞病毒性视网膜炎患者的增殖性玻璃体视网膜病变

五、诊断和鉴别诊断

1. CMV 视网膜炎的诊断并不困难，AIDS 或器官移植后长期使用免疫抑制剂病史为诊断提供重要线索，结合典型的眼底改变，对绝大多数患者可作出明确诊断。

2. 眼内液抗 CMV 抗体的测定往往用于科学研究，在行玻璃体内注射抗病毒药物时可取少量玻璃体进行检查，但应避免反复抽取玻璃体。

3. FFA 检查对评价眼底病变有重要价值。

4. 鉴别诊断

（1）急性视网膜坏死综合征；

（2）特发性霜样树枝状视网膜血管炎；

（3）眼弓形虫病；

（4）结核性葡萄膜炎；

（5）梅毒性后葡萄膜炎；

（6）Behcet 病性视网膜炎；

（7）进展性外层视网膜坏死综合征；

（8）眼结节病；

（9）眼内中枢神经系统淋巴瘤；

（10）感染性眼内炎。

六、治疗

（一）改善患者的免疫状况

1. 对于正在使用免疫抑制剂者,可减量或停药。

2. 对于 AIDS 患者,用鸡尾酒疗法重建免疫功能。

（二）抗 CMV 治疗

1. 丙氧鸟苷

（1）使用剂量为 5mg/kg,静脉注射,每日 2 次,使用 2~3 周,以后改为每天 1 次,每周用 5 次。

（2）玻璃体内注射的剂量为每次 200~400μg,每周 2~3 次。

（3）玻璃体内置入丙氧鸟苷缓释装置。

2. 膦甲酸钠

（1）诱导治疗:90mg/kg,静脉注射,每日 2 次,连用 2~3 周;也可行玻璃体内注射,2 400μg,每周 2 次。

（2）维持期治疗:90mg/kg,每日 1 次,也可给予玻璃体内注射,每周 1 次。

（三）中医中药治疗

可选用补气养血扶助正气的中药,以改善患者的体质。

七、预后

1. 总体而言预后不良。

2. CMV 视网膜炎经过早期正确治疗可使患者恢复一定视力。

第二十四章
人类免疫缺陷病毒相关的葡萄膜炎和眼部病变

一、概述

1. 人类免疫缺陷病毒（human immunodeficiency virus, HIV）是一种嗜人 T 淋巴细胞病毒，专门感染和破坏人的 $CD4^+T$ 细胞，造成机体免疫功能降低和缺陷。

2. HIV 感染后导致的疾病被称为获得性免疫缺陷综合征（acquired immune deficiency syndrome, AIDS）。

3. HIV 本身可以引起视网膜病变，也可通过降低抗体的免疫功能导致多种机会感染和肿瘤的发生。

4. HIV 感染者近年不断增多。

二、病因和发病机制

1. HIV 可通过性接触、注射、器官移植、输血等方式传播，也可垂直传播（即感染的母亲传播给胎儿、婴儿）。

2. HIV 的包膜蛋白 gp120 与 T 淋巴细胞表面的 CD4 分子特异性结合，并在 T 细胞内繁殖，造成这些细胞破坏，数量显著降低。

三、临床表现

（一）全身表现

1. 短暂的感冒样表现　HIV 感染后 2~4 周可出现头痛、乏力、咽痛、肌肉疼痛等感冒样的表现。

2. HIV 感染后 2~10 年往往是无症状期，患者可无任何表现。

3. AIDS 可表现为多种机会感染、HIV 视网膜病变以及多种肿瘤。

4. $CD4^+T$ 细胞降低至 500/μL 以下时可发生多种机会感染，如皮肤感染、真菌感染、卡氏肺孢子虫感染、巨细胞病毒感染、单纯疱疹病毒感染、水痘－带状疱疹病毒感染、结核分枝杆菌感染、梅毒螺旋体感染、弓形虫感染等。

5. AIDS患者可出现Kaposi肉瘤、非霍奇金淋巴瘤、Burkitt淋巴瘤等。

（二）眼部表现

1. HIV视网膜病变　是一种微血管病变，典型表现为散在的棉絮斑（图2-24-1）和视网膜内出血，棉絮斑于数周消退，但易于复发。

图2-24-1　人类免疫缺陷病毒感染者的视网膜棉絮斑

2. 巨细胞病毒性视网膜炎　是一种眼部常见的机会性感染，主要表现为三种类型：第一种是沿视网膜大血管分布的大片状视网膜混浊，伴有出血和血管鞘；第二种视网膜炎与视网膜血管无关，出现的颗粒状视网膜混浊，一般不伴有出血；第三种为类似霜样树枝状视网膜血管炎样的改变（详见第二十三章巨细胞病毒性葡萄膜炎）。

3. 眼弓形虫感染　患者常有脑膜脑炎、肺炎、呼吸衰竭、代谢性酸中毒、弥散性血管内凝血等全身改变；眼底除经典的视网膜坏死病灶外，还出现弥漫性坏死性视网膜炎、视网膜血管炎、玻璃体炎，甚至眼内炎。

4. 梅毒性葡萄膜炎　可表现为多种类型的葡萄膜炎，也可出现急性后极部多灶性鳞状色素上皮病变。

5. 组织胞浆菌病　可表现为视网膜或视网膜下白色奶油状病灶。

6. 卡氏肺孢子虫病　可表现为黄白色视网膜下病变。

7. 真菌感染　可表现为脉络膜浸润病灶、眼内炎等。

8. 结核分枝杆菌感染　可表现为脉络膜炎、粟粒状眼底病变。

9. 眼睑结膜 Kaposi 肉瘤、眼眶淋巴瘤。

10. 神经眼科病变　可表现为脑神经麻痹、视盘水肿、视神经病变等。

四、诊断和鉴别诊断

1. 此病诊断主要依赖于典型的临床表现,CD4$^+$T 细胞数量减少和抗 HIV 抗体阳性。

2. 有上述眼部感染者应考虑到此病的可能性,应行抗 HIV 抗体测定。

3. 此病可伴发多种机会感染,因此,应根据相应的实验室检查确定是哪一种机会感染。

4. HIV 视网膜病变应与系统性红斑狼疮所引起的相鉴别。

五、治疗

1. **鸡尾酒疗法**　联合 3 种或 4 种抗逆转录病毒药物进行治疗,已被证明有利于免疫重建、降低机会感染的发生率和提高患者的生存率。

2. **抗感染治疗**　应根据患者所患的机会感染,给予相应的抗感染治疗。

3. **中医中药**　补气养血的中药有助于改善患者的全身症状。

六、预后

1. 早期诊断和及时正确治疗可改善患者的预后。

2. 眼部机会性感染早期正确治疗可使部分患者获得一定的视力。

第二十五章
急性视网膜坏死综合征

一、概述

1. 急性视网膜坏死综合征主要是由带状疱疹病毒，单纯疱疹病毒 1、2 型感染引起的炎症性疾病。

2. 在文献中此病也被称为桐泽型葡萄膜炎（Kirisawa uveitis）。

3. 典型特征有快速进展的急性视网膜坏死、迅速加重的玻璃体混浊、视网膜动脉炎和后期裂孔源性视网膜脱离。

4. 此病在世界各地均有发生，无种族差异，男女发病比例相似，单侧受累约占 65%。

二、病因和发病机制

1. 一般认为，来自中枢神经系统的病毒逆行至视网膜导致疾病的发生。

2. 对病毒的免疫反应在疾病发生中也起到一定作用。

三、临床表现

1. 一些患者在发病前可有病毒感染引起的头痛、发热、乏力、肌肉疼痛等表现，少数患者可能有疱疹、水痘等病史。

2. 患者多有眼红、眼痛、畏光、流泪等眼部不适症状。

3. 发病初视物模糊，但很快出现视力下降，数天内视力即可严重下降，一些患者有眼前黑影、闪光等症状。

4. 检查可发现睫状充血或混合充血。

5. 可出现羊脂状 KP，有时可出现色素性 KP（图 2-25-1），常有前房闪辉和前房细胞，偶尔可见到前房积脓。

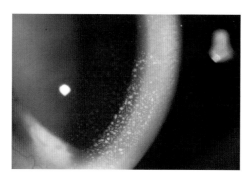

图 2-25-1　急性视网膜坏死综合征患者的色素性 KP

6. 玻璃体混浊和炎症进展快速, 甚至发病后 1~2 周即完全混浊, 后期可出现玻璃体液化、纤维组织增生。

7. 全层视网膜坏死是典型的改变。

（1）坏死病灶起始于周边视网膜, 呈多灶性片状, 可融合, 累及 1~2 象限, 甚至累及 4 个象限（图 2-25-2）。

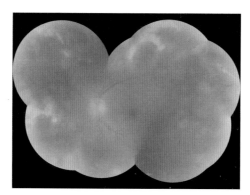

图 2-25-2　急性视网膜坏死综合征患者的多灶性片状视网膜坏死病灶

（2）坏死性视网膜病灶迅速扩大, 从周边部向后极部推进, 最后累及黄斑区和视盘附近的视网膜。

（3）坏死视网膜呈白色或黄白色改变, 可伴有片状出血。

8. 视网膜血管炎也是典型的改变。

（1）主要累及动脉, 出现闭塞性视网膜动脉炎。

（2）视网膜动脉白鞘（图2-25-3）、血管闭塞发生于视网膜坏死区或非坏死区。

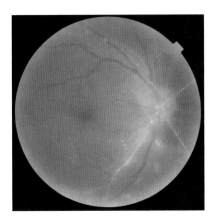

图2-25-3　急性视网膜坏死综合征患者的视网膜动脉闭塞

（3）后期视网膜静脉也可受累。

9. 眼压升高常见，可能是由病毒引起的小梁网炎症所引起的。

10. 其他改变包括巩膜炎、表层巩膜炎、球结膜水肿等。

四、并发症

1. 视网膜脱离是常见的并发症（图2-25-4），主要表现为裂孔源性视网膜脱离，发生率高达75%以上，常出现于疾病发生后1个月到数个月。

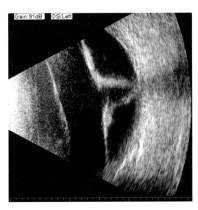

图2-25-4　急性视网膜坏死综合征患者的视网膜脱离

2. 增殖性玻璃体视网膜病变,增殖膜形成。

3. 视网膜新生血管。

4. 虹膜后粘连多出现于疾病发生1~2个月后。

5. 并发性白内障主要见于疾病后期。

6. 视神经萎缩。

7. 极少数患者可发生眼球萎缩。

五、诊断

1. 根据典型的视网膜坏死病灶伴有视网膜动脉炎和进展性玻璃体混浊,一般容易作出正确诊断。

2. 由于绝大多数患者可根据临床表现作出正确诊断,眼内液检查通常是没有必要的,但在玻璃体混浊严重难以确定视网膜坏死病灶和视网膜血管炎时可考虑行眼内液病毒 PCR 或抗体检查。抗体检测应包括 4 个指标:眼内液抗病毒抗体效价、IgG 总量,血清抗病毒抗体效价、IgG 总量;据此得出 Witmer 系数,如小于 2 则排除病毒所引起的炎症,大于 4 则有助于诊断。

3. FFA 检查 可发现 ARN 患者的血管渗漏、动静脉"截止"现象(图 2-25-5),视网膜动脉静脉扩张、血管壁染色、囊样黄斑水肿、视盘染色等改变。

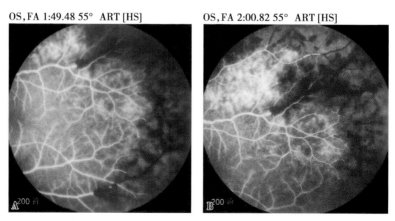

图 2-25-5 急性视网膜坏死综合征患者的 FFA 检查,显示血管渗漏和动静脉"截止"现象

4．超声检查　可根据玻璃体混浊的程度来辅助判断病情的严重程度及评价治疗效果。

5．OCT 检查　可发现神经视网膜上皮脱离、囊样黄斑水肿等改变。

六、鉴别诊断

此病应与以下疾病相鉴别。

1．CMV 视网膜炎；

2．进展性外层视网膜坏死综合征；

3．梅毒性视网膜炎和视网膜血管炎；

4．眼弓形虫病；

5．眼弓蛔虫病；

6．眼内中枢神经系统淋巴瘤。

七、治疗

（一）药物治疗

1．无环鸟苷（阿昔洛韦）

（1）对单纯疱疹病毒1、2型和带状疱疹病毒均有抑制作用。

（2）静脉注射初始治疗剂量为 10～15mg/kg，每日 3 次，2～3 周后改为口服用药，400～800mg，每日 5 次，连用 4～6 周。

（3）应注意此药可引起肝、肾功能损害和胃肠道反应等副作用。

2．丙氧鸟苷（更昔洛韦）

（1）对水痘 - 带状疱疹病毒引起的有较好的治疗效果。

（2）静脉注射，5mg/kg，每 12 小时 1 次，连用 3 周后，改为每天 1 次，连用 4 周。

（3）玻璃体内注射，200～2 000μg，每周 1 次。

3．糖皮质激素

（1）糖皮质激素可作为一种辅助性药物，用于此病的治疗，有助于玻璃体混浊消退和炎症的消退，但应在使用抗病毒药物前提下使用。

（2）成人剂量 30～50mg/d，炎症消退后即应逐渐减量。

（3）眼前段炎症应给予糖皮质激素滴眼剂和睫状肌麻痹剂点眼治疗。

（二）手术治疗

1. 早期行睫状体平坦部玻璃体切除术联合玻璃体内注射抗病毒药物可能对疾病有一定的治疗作用，但仍缺乏循证医学证据。

2. 关于视网膜坏死病灶周围行激光光凝治疗是否有助于预防视网膜脱离的发生仍存在争议。

八、预后

1. 早期诊断、尽早给予抗病毒治疗可使大部分患者恢复有效的视力。

2. 囊样黄斑水肿、后极部视网膜萎缩、视神经萎缩、孔源性视网膜脱离常引起视力显著降低。

第二十六章
眼弓形虫病

一、概述

1. 弓形虫是一种专性细胞内原虫，刚地弓形虫引起的感染被称为弓形虫病。

2. 眼弓形虫病是指弓形虫侵犯眼组织或由对其免疫反应引起的眼部疾病，主要表现为灶状视网膜脉络膜炎。

3. 猫科动物是弓形虫的终末宿主。

4. 弓形虫感染有先天性和获得性两种，获得性感染多发于 20~30 岁的成人，男女发病率无差异。

5. 人群中弓形虫感染率很高，尤其在欧洲和美洲，可达 80% 以上，但在这些人群中发生的葡萄膜炎不一定都是弓形虫感染引起的眼弓形虫病。

6. 眼弓形虫病在欧洲和美洲常见，占后葡萄膜炎的 30%~50%，但在我国少见。

二、病因和发病机制

1. 刚地弓形虫有三种形式，即卵囊、速殖子、裂殖子。

2. 含有孢子体的卵囊被人等中间宿主摄入后，通过血液循环扩散至淋巴系统、大脑、视网膜等部位，裂殖子大量繁殖，造成囊膜破裂和滋养体释放，从而导致炎症。

3. 食入组织包囊和卵囊可造成获得性感染，从母体垂直传播至胎儿则引起先天性感染。

三、临床表现

（一）先天性眼弓形虫病

1. 妊娠早期感染可引起胎儿死亡或流产。

2. 妊娠中期感染可引起小眼球、脑积水、小脑畸形。

3. 妊娠晚期感染可引起视网膜炎、视网膜瘢痕形成。

（二）获得性眼弓形虫病

1. 全身表现有发热、头痛、咽痛、乏力、关节疼痛、淋巴结肿大,少数患者可有脑炎、脑膜炎、肺炎、心肌炎、肝脾肿大等。

2. 眼部改变

（1）经典眼部改变为局灶性坏死性视网膜炎,虽然可发生于任何部位,但易发于黄斑区,往往在陈旧性病灶周围出现活动性视网膜炎病灶,即所谓的卫星状病灶（图2-26-1）。

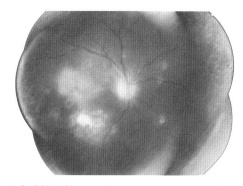

图 2-26-1　眼弓形虫病的灶状视网膜炎,在陈旧性病灶上方可见一大片新鲜病灶

（2）活动性病灶呈黄白轻微隆起,边界不清。

（3）活动性病灶消退后遗留下视网膜脉络膜萎缩斑或瘢痕,常伴有色素沉着。

（4）可伴有视网膜血管炎,动、静脉均可受累。

（5）还可出现视盘炎、神经视网膜炎、玻璃体混浊等改变。

（6）免疫功能受到抑制的患者,可出现类似急性视网膜坏死综合征样改变、眼内炎、全眼球炎、眼眶蜂窝组织炎等。

四、并发症

1. 脉络膜新生血管是常见的并发症;

2．视网膜前膜；

3．玻璃体增殖、牵拉性视网膜脱离；

4．囊样黄斑水肿、黄斑裂孔；

5．视神经萎缩；

6．并发性白内障；

7．继发性青光眼。

五、诊断和鉴别诊断

1．典型眼部改变为眼弓形虫病的诊断提供重要线索。

2．通过吉姆萨染色观察到体液(血液、尿液、脑脊液、眼内液、乳汁)中滋养体可以确定诊断。

3．血液学检查

(1)应检测眼内液中抗弓形虫抗体、IgG 抗体总量，血液中抗弓形虫抗体、IgG 抗体总量。

(2)根据公式：

$$\text{Witmer 系数} = \frac{\text{房水中抗弓形抗体效价}}{\text{血清中抗弓形抗体效价}} \times \frac{\text{血清 IgG 浓度}}{\text{房水 IgG 浓度}}$$

计算出 Witmer 系数，如大于 4 对诊断有重要帮助；在 2～4 之间，则提示可能与弓形虫感染有关；如在 2 之下，则可排除眼弓形虫病的诊断。但值得注意的是，Witmer 系数大于 4 也不一定完全能确定诊断，结果判断应结合临床表现。

(3)进行眼内液检测一定要非常慎重，一定要在临床表现上高度怀疑此种疾病或眼弓蛔虫病、肿瘤所致的伪装综合征时才给予此种检查，否则将可能带来错误诊断和错误治疗。

4．聚合酶链式反应(PCR)检测

(1)PCR 可以发现病原体的 DNA，对于不典型的病例有诊断价值。

(2)对于不典型病例的患者房水和玻璃体 PCR 检测，对诊断有一定作用，但其敏感性仅为 25% 和 50%。

5．鉴别诊断

(1)结核性葡萄膜炎；

（2）梅毒性葡萄膜炎；

（3）眼弓形虫病；

（4）真菌性眼内炎；

（5）巨细胞病毒性视网膜炎；

（6）急性视网膜坏死综合征；

（7）结节病性后葡萄膜炎；

（8）猫抓伤所致的神经视网膜炎。

六、治疗

（一）抗线虫药

仅对其滋养体有抑制作用，对组织包囊无治疗作用。

（二）抗弓形虫药

1. **乙胺嘧啶**　口服，成人首次剂量 75~100mg，以后每日 25mg，连用 1~2 个月，应注意此药的骨髓抑制副作用，联合叶酸治疗有助于减少此类副作用。

2. **磺胺嘧啶**　口服，首次剂量 2g，以后每 6 小时 1 次，每次 1g，连续治疗 30~60 天。

3. **克林霉素**　口服，300mg，每日 4 次，连用 30~40 天。

4. **螺旋霉素**　口服，500mg 每 6 小时 1 次，连用 30~40 天。

（三）糖皮质激素

1. 对炎症有治疗作用。

2. 一定要与抗弓形虫制剂联合应用。

（四）常用治疗方案

1. 乙胺嘧啶＋磺胺嘧啶＋亚叶酸。

2. 乙胺嘧啶＋磺胺嘧啶＋克林霉素＋糖皮质激素。

3. 螺旋霉素＋磺胺嘧啶　适用于妊娠 6 个月的患者。

4. 螺旋霉素＋乙胺嘧啶＋亚叶酸　适用于妊娠最后 3 个月的患者。

（五）玻璃体切除术

可用于下列情况：

1. 严重的玻璃体混浊；

2. 增殖性玻璃体视网膜病变；

3. 裂孔源性视网膜脱离。

（六）激光光凝治疗

可用于下列情况：

1. 妊娠期复发患者；

2. 不能耐受药物治疗的患者；

3. 伴有脉络膜新生血管的患者。

七、预后

1. 黄斑区未受累及，及时正确治疗可使多数患者获得一定视力。

2. 黄斑区病变、增殖性玻璃体视网膜病变、视网膜脱离、视神经萎缩，可导致严重的视力下降。

八、预防

1. 加强食品卫生管理和教育，进一步健全肉类食品卫生检疫制度。

2. 不吃生肉或未煮熟的肉类食品。

3. 不食用被猫类污染的水和食物、生蛋、未消毒牛奶等。

4. 孕妇尽量不要养猫，不与猫亲密接触。

5. 采血及输血应严格把关，避免将血清阳性者的血液输给他人。

第二十七章
眼弓蛔虫病

一、概述

1. 眼弓蛔虫病是由犬弓蛔虫或猫弓蛔虫的幼虫引起的疾病。

2. 眼弓蛔虫病主要表现为肉芽肿性葡萄膜炎。

3. 眼蛔虫病在世界各地均有发生,在西方国家常见,但在我国少见。

4. 此病多发生于4~8岁儿童,男女发病率相似。

二、病因和发病机制

1. 通过摄入污染的水、食物或与小狗密切接触而传染。

2. 摄入蛔虫卵,其在肠道孵化成幼虫,并穿过肠壁进入肺、肝脏、神经系统和眼内。进入眼内引起疾病被称为眼弓蛔虫病,进入其他器官引起的疾病则被称为内脏幼虫移行症(visceral larva migrans)。

三、临床表现

(一)内脏幼虫移行症

1. 多数患者无症状。

2. 可有发热、乏力、关节痛、恶心、呕吐、腹痛、皮疹、肝肿大,以及神经系统受累的表现。

(二)眼弓蛔虫病

1. 单侧受累多见。

2. 患者可有视物模糊、视力下降、白瞳征、斜视等表现。

3. 其引起的眼内炎症通常有以下三种类型。

(1)后部肉芽肿型:呈白色、灰白色圆形病变,有隆起感,直径1~2个视盘直径大小,通常位于视盘和黄斑区之间,可伴增殖改变、玻璃体炎。

（2）周边肉芽种型：典型表现为白色隆起病灶，位于赤道部之前，有时相似于中间葡萄膜炎的雪堤样改变，常伴有增殖条索，从病变处伸向视盘或黄斑区（图2-27-1）。

（3）慢性眼内炎型：此种类型主要表现为玻璃体混浊，前房闪辉、细胞，KP，一般认为此种类型是弓蛔虫导致的免疫反应所引起。

4.也可出现其他眼部改变，如视神经炎、角膜炎、巩膜炎等。

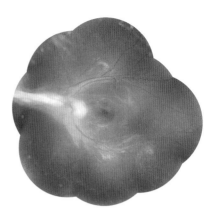

图2-27-1　眼弓蛔虫病患者眼底的增殖性改变

四、并发症

1.增殖性玻璃体视网膜病变、视网膜前膜。

2.脉络膜新生血管、牵拉性或裂孔源性视网膜脱离。

3.低眼压，甚至眼球萎缩。

4.并发性白内障。

五、诊断和鉴别诊断

1.后部或周边肉芽肿伴有增殖改变提示眼弓蛔虫病。

2.血清学检查对眼弓蛔虫病的确定有重要价值。

（1）应检测4个指标，即眼内液抗弓蛔虫抗体、IgG总量，血清弓蛔虫抗体、IgG总量。

（2）利用以下公式求出Witmer系数：

$$Witmer 系数 = \frac{房水中抗弓形抗体效价}{血清中抗弓形抗体效价} \times \frac{血清 IgG 浓度}{房水 IgG 浓度}$$

（3）Witmer系数小于2可以排除眼弓蛔虫病，大于4有助于确定诊断，但应注意大于4也有可能不是眼弓蛔虫病。

3.血清嗜酸性粒细胞计数增高、IgE水平增高对诊断有一定帮助。

4.B超检查有助于发现此病的肉芽肿改变。

5.应与以下疾病相鉴别。

（1）眼弓形虫病；

（2）视网膜母细胞瘤；

（3）幼年型特发性葡萄膜炎伴有眼后段受累者；

（4）幼年型特发性关节炎伴发的葡萄膜炎；

（5）中间葡萄膜炎；

（6）Coats病；

（7）早产儿视网膜病变；

（8）家族性渗出性玻璃体视网膜病变。

六、治疗

1.内脏幼虫移行症通常有自限性，一般不需要治疗。

2.眼弓蛔虫病有明显眼内炎症者，可给予抗蠕虫药物，如噻苯达唑，口服，50mg/（kg·d），连用7天；或阿苯达唑，口服，800mg，每日2次，连用6天。

3.糖皮质激素　对有眼后段病变者应口服，剂量0.5～1mg/（kg·d），炎症减轻后，则应逐渐减量。对于眼前段炎症者，则给予糖皮质激素点眼联合睫状肌麻痹剂点眼治疗。

4.玻璃体切除术　可用于有玻璃体增殖改变和牵拉性视网膜脱离的患者。

5.激光光凝术　可用于治疗眼内活幼虫，激光可杀死幼虫。

七、预后

1.弓蛔虫侵犯脑、心脏、肺偶尔可致死亡。

2.早期诊断、正确治疗可使患者获得较好的视力预后。

3.黄斑区受累、牵拉性视网膜脱离可导致视力严重下降。

第二十八章
眼结核

一、概述

1. 结核是由结核分枝杆菌所引起的一种以干酪样坏死为特征的慢性疾病。

2. 眼结核分为原发性和继发性两种：前者是指结核分枝杆菌初始侵犯眼睑、结膜、角膜、巩膜所引起的炎症；后者是指结核分枝杆菌经血液循环播散至眼组织所引起的疾病。

3. 在世界人口中，约 1/3 感染过结核分枝杆菌，其中 90% 为潜伏感染，仅约10% 发生结核。在结核患者中，仅有 1.4% 发生眼结核。

4. 眼结核在 20 世纪 20—50 年代曾是葡萄膜炎的常见原因，但随着生活、卫生条件的改善和治疗水平的提高，此种葡萄膜炎已明显减少，其在临床上已没有想象的那么常见。

5. 随着 AIDS 的传播，眼结核的患者近年也在增多。

二、病因和发病机制

1. 结核分枝杆菌通过吸入的方式进入肺，引起原发性感染。

2. 进入肺的结核分枝杆菌如不能在局部被消灭，可以通过淋巴或血液进入其他多种器官，引起继发性疾病。

3. 结核分枝杆菌可通过直接接触传播的方式引起结核，如感染角膜和巩膜形成原发性眼部感染。

4. 迟发型过敏反应是机体抵御结核分枝杆菌的重要机制，同时也参与结核所致的损伤。

三、临床表现

（一）全身表现

1. 患者可出现低热、午后潮热、消瘦、乏力、盗汗等全身表现。

2. 有全身特定器官结核的患者尚可出现相应的全身表现。

（二）眼部表现

1. 葡萄膜炎

（1）葡萄膜炎是眼结核最常见的表现。

（2）可出现前、中间、后和全葡萄膜炎，偶尔可引起眼内炎、全眼球炎。

（3）前葡萄膜炎可为肉芽肿性和非肉芽肿性，以前者居多，出现睫状充血或混合充血、羊脂状 KP、虹膜 Koeppe 结节、Bussaca 结节、虹膜肉芽肿，前房内可有污秽状渗出（图2-28-1）。

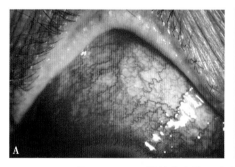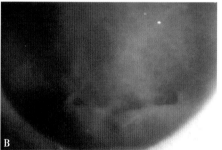

图 2-28-1　眼结核患者的混合充血（A）和前房污秽状渗出（B）

（4）后葡萄膜炎可有多种改变，如脉络膜肉芽肿、粟粒状病变，匐行性脉络膜视网膜炎，视网膜下脓肿，视网膜血管炎，视神经视网膜炎等。

2. 其他病变

（1）结膜炎；

（2）巩膜炎；

（3）角膜炎；

（4）眼眶蜂窝织炎、骨膜炎、骨髓炎等。

四、并发症

1. 并发性白内障　是结核性葡萄膜炎的常见并发症。

2. 继发性青光眼。

3. 视网膜脱离。

4. 视网膜新生血管。

5. 眼球萎缩。

五、诊断和鉴别诊断

1. 总体而言,眼结核诊断比较困难。

2. 眼结核主要根据患者的病史、临床表现、辅助检查、病原学检查和组织学检查进行诊断。

3. 眼组织及眼内液中发现结核分枝杆菌即可作出确切诊断。

4. 肺部、肠道、骨的活动性结核病变,伴有不能用其他原因解释的葡萄膜炎,基本上可以确定眼结核。

5. 眼内组织或眼外组织活检发现干酪样坏死性肉芽肿,同时存在其他原因不能解释的葡萄膜炎,基本上可以确定眼结核的诊断。

6. 痰液和尿液检查、淋巴结病变组织以及其他组织的组织活检发现结核分枝杆菌,同时存在其他原因不能解释的葡萄膜炎,基本上可以确定眼结核的诊断。

7. 对临床上高度怀疑结核所引起的葡萄膜炎应进行胸部 X 线或 CT 检查、其他系统检查、结核菌素皮试和 γ 干扰素释放试验。

8. 结核菌素皮试

(1)将 0.1ml 含 5~10IU 的结核分枝杆菌纯化蛋白衍生物(PPD)注射至皮内,于 48~72 小时观察结果。

(2)皮肤硬结直径在 5mm 以下为阴性;直径 5~10mm,免疫功能低下、曾与活动性结核患者密切接触或 X 线检查发现肺结节的患者被认为是阳性;直径 10~15mm 在结核高发区的人群中被认为阳性;直径大于 15mm,对所有人而言是阳性。

（3）结核菌素皮试阳性代表的是曾感染过结核分枝杆菌，但不能确定是过去感染还是现在感染，不能区别是感染还是患病，也不能区分是现在患病还是以往患病，另外，接种卡介苗也可出现阳性结果。因此，结核菌素皮试阳性不代表患者的葡萄膜炎一定是结核分枝杆菌引起的。

（4）结核菌素皮试阴性结果并不能完全排除结核引起葡萄膜炎的可能性，10%～25%的活动性结核可能是阴性结果，患者如使用免疫抑制剂也可能出现阴性结果。

9. γ干扰素释放试验

（1）利用结核分枝杆菌特异性抗原刺激受试者外周血单个核细胞，以评价产生γ干扰素的T细胞。

（2）该试验的敏感性与结核菌素皮试相似，但特异性高于结核菌素皮试。

（3）此试验结果的意义与结核菌素皮试结果基本一致。

10. 眼部辅助检查

（1）眼部辅助检查对判断眼结核受累部位、严重程度、治疗效果有重要价值。

（2）常用辅助检查有B超、荧光素眼底血管造影、OCT、UBM等。

11. 鉴别诊断

（1）梅毒性葡萄膜炎；

（2）结节病性葡萄膜炎；

（3）Vogt-小柳原田病；

（4）眼内淋巴瘤所致的伪装综合征；

（5）Behcet病；

（6）非结核性匐行性脉络膜炎。

六、治疗

1. 葡萄膜炎专家与结核病专家密切合作对于眼结核的正确治疗非常重要。

2. 常用的药物治疗方案是4种药物联合使用，这4种药物是利福平[10mg/（kg·d）]、异烟肼[5mg/（kg·d）]、乙胺丁醇[15mg/（kg·d）]和吡嗪酰胺[20～25mg/（kg·d）]，在治疗过程中应监测药物的副作用。

3. 有葡萄膜炎者可给予糖皮质激素滴眼剂和睫状肌麻痹剂。

4. 全身糖皮质激素小剂量应用可作为抗结核药的辅助治疗。

七、预后

1. 早期诊断及治疗可使大部分患者获得有效视力。
2. 眼内炎延迟诊断、治疗可导致视力下降甚至视力丧失。

第二十九章
梅毒性葡萄膜炎

一、概述

1. 梅毒是由梅毒螺旋体引起的性传播疾病。

2. 梅毒可引起多器官多系统损伤, 眼是易受累的器官, 在眼部主要表现为葡萄膜炎。

3. 梅毒可分为先天性梅毒和获得性梅毒。

4. 梅毒性葡萄膜炎可表现为各种各样的炎症, 因此被称为巧妙的模仿者。

5. 20 世纪 50 年代以前, 梅毒性葡萄膜炎是葡萄膜炎中常见的类型, 但在之后得到很好控制。最近随着 AIDS 病例和同性恋的增多, 梅毒性葡萄膜炎病例也在显著增多。

6. 梅毒性葡萄膜炎多发生于发展中国家, 男性多见。

二、病因和发病机制

1. 梅毒螺旋体是一种革兰阴性细菌, 只感染人类。

2. 性接触是主要的传染途径, 也可通过胎盘、产道、哺乳和密切接触而传染。

3. 梅毒螺旋体从破损的皮肤、黏膜进入机体, 在局部繁殖, 形成硬下疳, 并进入区域淋巴结传播至全身。

4. 感染梅毒螺旋体后, 可诱导机体产生抗体, 但此种抗体似乎对疾病进展无防御作用。

三、先天性梅毒

1. **全身改变**　患者可有多种全身改变, 如消瘦、乏力、营养不良、皮疹、口角和肛周的皲裂、骨软骨炎、肝脾肿大、淋巴结肿大、鼻中隔穿孔、马鞍状鼻、马刀胫等。

2. **眼部表现**　可表现为基质性角膜炎、虹膜睫状体炎、脉络膜炎、视网膜色素变性等改变。

四、获得性梅毒

（一）获得性梅毒分期

分为四期,即一期梅毒、二期梅毒、潜伏期梅毒和三期梅毒。

（二）一期梅毒

1. 指梅毒螺旋体感染后2~6周。

2. 典型改变为硬下疳,多发生于生殖器附近,也可发生于口腔、皮肤、眼睑、结膜。

3. 可伴有区域性淋巴结肿大、肝脾肿大等。

（三）二期梅毒

1. 通常指感染6周以后。

2. 梅毒螺旋体在血液中传播,可引起发热、头痛、乏力、全身关节痛、肌肉痛,淋巴结肿大等改变。

3. 典型的改变为皮疹,主要发生在躯干,并向上肢、下肢、手掌和脚掌传播,皮疹可数周自行消退,偶尔可引起皮肤溃疡。

4. 此期可出现多种类型的葡萄膜炎。

（四）潜伏期梅毒

1. 通常指全身病变消退后的无症状期。

2. 约2/3的患者一直处于此期,维持终生;1/3的患者进入三期梅毒。

3. 此期可发生多种类型的葡萄膜炎。

（五）三期梅毒

1. 三期梅毒可分为良性三期梅毒、心血管梅毒和神经梅毒三种类型。

2. 良性梅毒　主要表现为梅毒瘤,常发生于皮肤或黏膜,也可见于虹膜或脉络膜。

3. 心血管梅毒　主要表现为主动脉瘤、主动膜炎、主动脉瓣功能不全等。

4. 神经梅毒　表现为脑炎、脑膜炎、神经及精神异常。

五、眼部病变

1.葡萄膜炎是梅毒最常见的眼部病变。

2.葡萄膜炎可发生于二期梅毒、潜伏期梅毒或三期梅毒。

3.可表现为前葡萄膜炎、后葡萄膜炎和全葡萄膜炎。

4.前葡萄膜炎 可以是非肉芽肿性,也可以是肉芽肿性,出现羊脂状 KP 或色素性 KP(图 2-29-1),少数患者可出现虹膜大的肉芽肿。

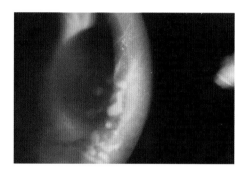

图 2-29-1 梅毒性葡萄膜炎患者的色素性羊脂状 KP

5.后葡萄膜炎 可表现为多灶性脉络膜炎、多灶性视网膜炎(图 2-29-2)、坏死性视网膜炎、视网膜血管炎(静脉和动脉均可受累)、视网膜下纤维化、玻璃体混浊等。

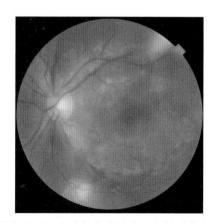

图 2-29-2 梅毒性葡萄膜炎患者的眼底改变

6. 荧光素眼底血管造影检查　发现大多数患者有视网膜血管渗漏（图 2-29-3），表明有亚临床视网膜血管炎。

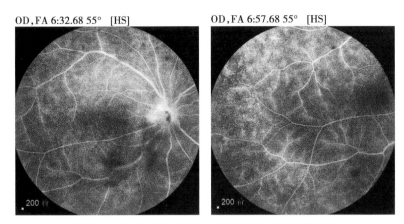

图 2-29-3　梅毒性葡萄膜炎患者的视网膜血管渗漏

7. 其他眼部改变　包括结膜和眼睑的硬下疳、基质性角膜炎、巩膜炎、巩膜角膜炎、视神经炎、视神经视网膜炎等。

六、并发症

1. **并发性白内障**　误诊误治可导致眼内炎症长期不退，易引起并发性白内障。

2. **眼压升高**　见于虹膜完全后粘连和大范围虹膜周边前粘连的患者。

3. **囊样黄斑水肿**（图 2-29-4）　见于视网膜炎、视网膜血管炎患者。

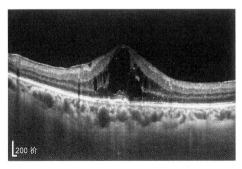

图 2-29-4　梅毒性葡萄膜炎患者的囊样黄斑水肿

4. **其他并发症** 有视网膜脱离、黄斑前膜、增殖性玻璃体视网膜改变、视网膜萎缩(图2-29-5)、视网膜新生血管、脉络膜新生血管。

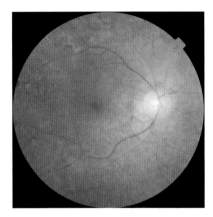

图2-29-5 梅毒性葡萄膜炎患者的视网膜萎缩

七、诊断和鉴别诊断

1. 不洁的性接触史、典型的全身改变及多种表现的葡萄膜炎为梅毒性葡萄膜炎的诊断提供重要线索。

2. 梅毒螺旋体的直接检查

(1)将病变部位标本与荧光素抗体一起孵育后直接在显微镜下观察,发现病原体可确定诊断。

(2)此种检查仅适用于一期梅毒有硬下疳或二期梅毒有活动性皮肤病变的患者。

3. 血清学检查

(1)血清学检查分特异性和非特异性检查两种类型。

(2)特异性检查:是定量测定梅毒螺旋体特异性抗体的方法,常用的有荧光素密螺旋体抗原吸附试验(fluorescent treponemal antibody-absorbed,FTA-ABS)和微血凝集素测定试验(microhemaglutination assay for T pallidum,MHA-TP),感染者呈阳性反应,且阳性结果维持终生。

(3)非特异性试验:是检查血清中抗宿主磷脂抗体的方法,常用的方法有性病研究实验室试验(venereal disease research laboratory test, VDRL)和快速血浆反应素试验(rapid plasma reagin(RPR)test),非特异性试验阳性代表疾病处于活动期,进入潜伏期后,可呈阴性结果。系统性红斑狼疮、类风湿性关节炎、麻风、胆汁性肝硬化、非典型肺炎、疟疾、接种疫苗等都可出现假阳性结果。

（4）特异性和非特异性结果判断:两者均阳性,提示梅毒处于活动期;特异性试验阳性,非特异性试验阴性,则提示处于潜伏期;特异性试验阴性,非特异性试验阳性,可能是其他疾病所致。

4. 眼科辅助检查

（1）荧光素眼底血管造影检查:对眼后段病变的判断特别是视网膜血管炎的判断及治疗效果的评价有重要价值。

（2）脉络膜吲哚菁绿造影:对脉络膜病变的判断有重要帮助。

（3）B超:对玻璃体病变(包括玻璃体混浊、增殖改变)、视网膜脱离有重要作用。

5. 鉴别诊断　应与各种类型的葡萄膜炎相鉴别,特别是应与以下类型相鉴别:

（1）特发性肉芽肿性前葡萄膜炎;

（2）结节病性葡萄膜炎;

（3）结核性葡萄膜炎;

（4）急性视网膜坏死综合征;

（5）急性多灶性鳞状色素上皮病变;

（6）真菌性眼内炎。

八、治疗

（一）青霉素

1. 是治疗梅毒及梅毒性葡萄膜炎的主要药物。

2. 青霉素　800万U静脉注射,每日2次或3次,连用10~14天。

3. 苄星青霉素　240万U肌内注射,每周1次连用3周。

（二）对于青霉素过敏者可选用以下药物

1. 四环素　0.5g口服,每日4次。

2. **红霉素** 0.5g 口服,每日 4 次。

3. **多环西素（强力霉素）** 0.1g 口服,每日 2 次。

（三）**糖皮质激素**

1. 对眼前段炎症病患,可给予糖皮质激素滴眼剂和睫状肌麻痹剂点眼治疗。

2. 对于治疗中出现发热、头痛、乏力的患者,可考虑全身应用。

九、预后

1. 梅毒性葡萄膜炎是一种可以治愈的疾病,早期诊断,及时治疗,可以使葡萄膜炎完全治愈。

2. 延误诊断和治疗可导致视力下降,甚至是视力丧失。

第三十章
复发性多软骨炎及其伴发的葡萄膜炎和巩膜炎

一、概述

1. 复发性软骨炎是一种自身免疫性疾病,主要引起耳廓、鼻、喉、气管软骨的炎症。

2. 此病可引起巩膜炎和葡萄膜炎。

3. 此病在世界各地均有报道,无种族差异。

4. 可发生于任何年龄,但多发于 40~50 岁。

5. 此病在文献中也被称为弥漫性软骨膜炎、软骨发育不良、软骨软化、多软骨炎等。

二、病因和发病机制

1. 此病病因尚不完全清楚。

2. 目前认为针对胶原和软骨蛋白的自身免疫反应在此病发生中起着重要作用。

3. 细胞免疫参与此病的发生。

三、临床表现

(一)全身表现

1. 可有发热、乏力、消瘦、淋巴结肿大等表现。

2. **耳廓软骨炎** 是最常见的全身表现,表现为单侧或双侧耳廓肿胀(图 2-30-1)、疼痛。

3. **内耳炎症** 表现为听力下降、耳鸣和眩晕。

4. **鼻软骨炎** 表现为鼻肿胀,可伴有鼻衄,炎症消退后可遗留马鞍状鼻。

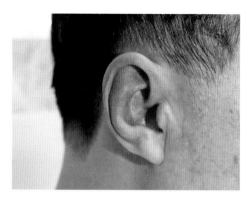

图 2-30-1　复发性软骨炎患者的耳廓红肿

5. 呼吸道软骨炎　可累及喉、气管和支气管,表现为声音嘶哑、失音、咳嗽、喘鸣、呼吸困难,喉气管软骨破坏可导致呼吸道塌陷和死亡。

6. 关节炎　表现为急性关节炎或类风湿性关节炎,大小关节均可受累,但一般不引起关节变形。

7. 其他改变　还可出现主动脉炎、动脉瘤、皮肤结节红斑、紫癜、肾小球肾炎及中枢神经系统受累的表现。

(二)眼部表现

1. 主要表现为巩膜炎、表层巩膜炎和葡萄膜炎。

2. 巩膜炎可为弥漫性(图 2-30-2)、结节性或坏死性,以弥漫性前巩膜炎为多见。

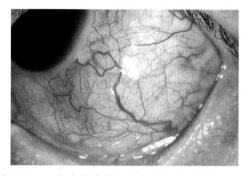

图 2-30-2　复发性多软骨炎患者的弥漫性前巩膜炎

3．葡萄膜炎多表现为虹膜睫状体炎，出现尘状或羊脂状 KP，前房闪辉、细胞，偶尔可出现前房积脓。也可表现为后葡萄膜炎和全葡萄膜炎。

4．一些患者眼底荧光素血管造影检查可发现视网膜血管炎（图 2-30-3 ）。

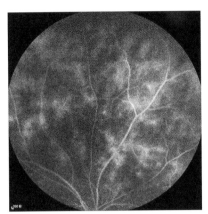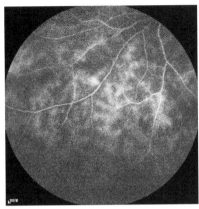

图 2-30-3　复发性多软骨炎患者的视网膜血管炎

5．少数患者还可出现结膜炎、角膜炎、视神经炎、视网膜静脉阻塞、神经系统异常等。

四、并发症

1．巩膜炎可导致巩膜穿孔；

2．并发性白内障；

3．继发性青光眼；

4．视神经萎缩；

5．囊样黄斑水肿；

6．视网膜前膜。

五、诊断和鉴别诊断

1．此病主要依据临床诊断，根据耳廓软骨炎、鼻软骨炎、喉和气管软骨炎表现即可作出正确诊断。

2．实验室检查可发现白细胞增多、血小板增多、红细胞沉降率加快、多克隆免疫球蛋白血症。

3．病变组织活检可发现白细胞和单核细胞浸润、胶原基质破坏、纤维肉芽组织增生。

4．X 线、CT 检查发现喉、气管、支气管病变对诊断有重要帮助。

5．鉴别诊断

（1）类风湿性关节炎伴发的巩膜炎和角膜巩膜炎；

（2）血清阴性椎关节病变合并的葡萄膜炎；

（3）Behcet 病性葡萄膜炎；

（4）肉芽肿性血管炎伴发的葡萄膜炎；

（5）系统性红斑狼疮；

（6）幼年型特发性关节炎及其伴发的葡萄膜炎；

（7）结节病性葡萄膜炎。

六、治疗

（一）糖皮质激素

1．有前葡萄膜炎者应给予点眼治疗，并联合睫状肌麻痹剂点眼治疗。

2．有前巩膜炎者可给予糖皮质激素、非甾体抗炎药点眼治疗。

3．有眼后段炎症者可给予糖皮质激素口服或后 Tenon 囊下注射、玻璃体内注射。口服初始剂量为 0.5 ~ 0.8mg/（kg·d），炎症消退后则应逐渐减量。

4．眼外病变通常需糖皮质激素联合其他免疫抑制剂治疗。

（二）其他免疫抑制剂

1．**环孢素**　初始剂量 3 ~ 5mg/（kg·d）。

2．**硫唑嘌呤**　初始剂量 2mg/（kg·d）。

3．**甲氨蝶呤**　初始剂量 7.5 ~ 15mg/ 周。

4．**环磷酰胺**　初始剂量 50 ~ 100mg/d。

5．**苯丁酸氮芥**　初始剂量 0.05 ~ 0.1mg/（kg·d）。

（三）生物制剂

1．对于糖皮质激素和其他免疫抑制剂效果不佳或不能耐受其副作用者，可用抗肿瘤坏死因子抗体治疗。

2.治疗前应排除活动性肺结核和活动性肝炎。

七、预后

1.经治疗后,绝大多数患者的葡萄膜炎和巩膜炎可获得控制。

2.巩膜穿孔、视神经萎缩可导致视力严重下降或丧失。

第三十一章
巩膜炎及表层巩膜炎

一、概述

1. 巩膜炎是一种主要累及巩膜实质层的炎症性疾病，也被称为深层巩膜炎、巩膜深层炎和巩膜实质炎，其特征是巩膜细胞浸润、胶原破坏和血管重构。

2. 表层巩膜炎是一种累及表层巩膜组织的炎症性疾病，又称为浅层巩膜炎、巩膜外层炎、巩膜表层炎。

二、巩膜炎

（一）巩膜炎的病因和发病机制

1. 结核分枝杆菌、麻风杆菌、梅毒螺旋体及其他细菌、真菌、病毒、寄生虫等均可引起巩膜炎。

2. 对胶原的免疫反应在此病发生中起着重要作用。

3. 已发现多种全身性疾病，特别是免疫性疾病，可伴发巩膜炎。常见的疾病有类风湿性关节炎、复发性多软骨炎、肉芽肿性血管炎、强直性脊柱炎、银屑病性关节炎、反应性关节炎、炎症性肠道疾病、Behcet 病、结节病、痛风、酒渣鼻等。从伴有的这些疾病来看，巩膜炎是免疫反应引起的疾病。

（二）巩膜炎的分类

1. 巩膜炎可分为前巩膜炎、后巩膜炎和全巩膜炎。

2. 前巩膜炎又可分为弥漫性前巩膜炎、结节性巩膜炎和坏死性巩膜炎。

（三）巩膜炎的临床表现

1. 弥漫性前巩膜炎

（1）是临床上最常见的类型。

（2）患者常自诉眼红、眼痛，眼痛表现为深部眼眶痛、眼周痛，可放射至头部、面部、前额、鼻窦，夜晚疼痛剧烈，有时伴有恐惧感。

（3）检查发现巩膜充血（图2-31-1），可局限于1个象限或多个象限。

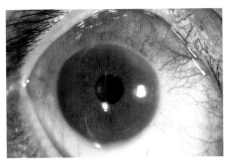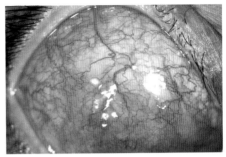

图2-31-1　巩膜炎患者的巩膜充血

（4）巩膜炎严重时可引起KP、前房闪辉、前房细胞、虹膜后粘连，偶尔引起前房积脓。

（5）感染性巩膜炎常有严重的充血，且多合并角膜病变、溃疡，甚至穿孔。

（6）巩膜炎范围较大时易引起眼压升高或继发性青光眼。

（7）慢性前巩膜炎可引起并发性白内障。

（8）反复巩膜炎可导致巩膜变薄（图2-31-2）。

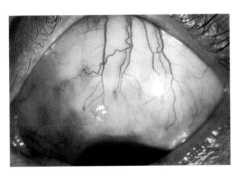

图2-31-2　巩膜炎患者的巩膜变薄，呈蓝色外观

（9）巩膜变薄可引起葡萄肿（图2-31-3）。

2. 结节性前巩膜炎（图2-31-4）

（1）常见局限性巩膜充血。

（2）巩膜结节可为单个或多个。

（3）少数可发展为弥漫性前巩膜炎。

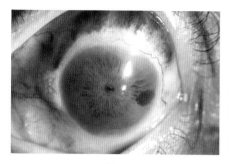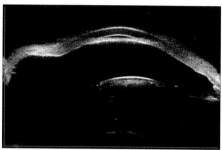

图 2-31-3　巩膜炎患者因巩膜变薄引起的葡萄肿

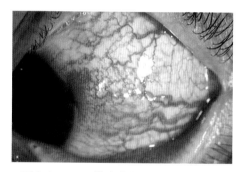

图 2-31-4　一位患者的结节性前巩膜炎

3. 坏死性前巩膜炎（图 2-31-5）

（1）是前巩膜炎中最为严重的类型。

（2）眼痛剧烈、常引起半侧头痛。

（3）巩膜充血通常位于 1 个象限。

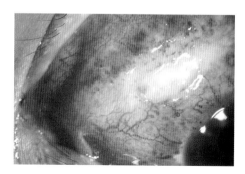

图 2-31-5　一位患者的坏死性前巩膜炎

（4）典型的改变是在充血的中央，出现血管迂曲扩张、闭塞，形成无血管坏死斑，炎症消退后，可导致瘢痕形成。如炎症持续进展，可造成巩膜穿孔。

（5）常见的并发症有巩膜变薄、巩膜葡萄肿、巩膜穿孔、周边角膜溃疡和前房炎症。

4. 后巩膜炎

（1）是巩膜赤道部以后发生的炎症，常累及脉络膜、视网膜和视神经。

（2）患者通常有显著的眼痛、头痛、视力下降。

（3）严重的后巩膜炎常伴有眼睑肿胀（图2-31-6）、眼球轻度突出、结膜水肿。

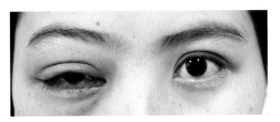

图2-31-6　后巩膜炎患者的眼睑肿胀

（4）眼底可出现视盘肿胀（图2-31-7）、脉络膜皱褶、视网膜放射状条纹、出血，可伴有视网膜神经上皮脱离、囊样黄斑水肿、玻璃体炎性反应，偶尔可发现局限性视网膜下肿块，易被误诊为肿瘤，一般无前房反应。

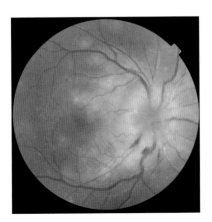

图2-31-7　后巩膜炎患者的视盘肿胀

（5）全巩膜炎。

（6）是后巩膜炎和前巩膜同时或先后受累。

（7）具有前、后巩膜炎的表现，如眼睑肿胀、结膜水肿（图 2-31-8）、视盘肿胀、视网膜神经上皮层脱离，UBM 检查可见巩膜肿胀增厚，B 超发现筋膜囊水肿，出现特征性"T"征。

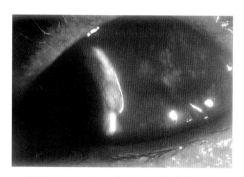

图 2-31-8 全巩膜炎患者的结膜水肿

（四）诊断

1. 根据典型的临床表现，巩膜炎的诊断并不困难。

2. 因巩膜炎有感染性和非感染性，两者的治疗截然不同，所以应将其鉴别开来，特别是对感染性巩膜炎应诊断出是何种病因所引起的炎症。

3. 应根据患者的临床表现、怀疑疾病的类型，选择合适的辅助检查或实验室检查以明确诊断。

4. UBM、B 超、FFA、OCT 等检查对判定巩膜炎症的部位、严重程度以及评价治疗效果有重要的价值。

（1）前巩膜炎 UBM 检查时显示巩膜水肿增厚（图 2-31-9）。

（2）后巩膜炎超声检查时出现典型的"T"征（图 2-31-10），OCT 检查可发现浆液性视网膜脱离，FFA 常有视盘染色。

（3）OCT 检查可发现浆液性视网膜脱离（图 2-31-11）。

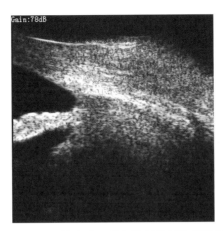

图 2-31-9　UBM 检查显示前巩膜炎患者的巩膜水肿增厚

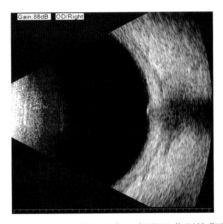

图 2-31-10　后巩膜炎患者 B 超显示典型的"T"征

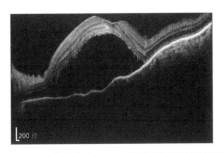

图 2-31-11　后巩膜炎患者 OCT 检查显示浆液性视网膜脱离

（4）FFA检查常有视盘染色（图2-31-12）。

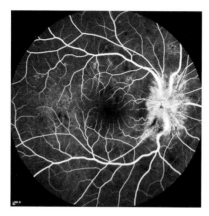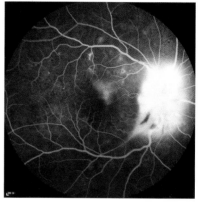

图2-31-12 后巩膜炎患者FFA检查显示视盘染色

5. 鉴别诊断 此病应与多种原因所致的急性前葡萄膜炎、病毒性前葡萄膜炎、急性视网膜坏死综合征、Vogt-小柳原田病、眼内肿瘤和交感性眼炎等相鉴别。

（五）治疗

1. 对于感染性巩膜炎，应根据感染的病原体给予相应的治疗。

2. 非甾体抗炎药 点眼适用于前巩膜炎的患者，口服可用于前、后和全巩膜炎患者。

3. 糖皮质激素 对于前巩膜炎和全巩膜炎，可以给予点眼和口服的方法治疗，对于后巩膜炎则应全身用药。

4. 其他免疫抑制剂 可根据患者炎症严重程度、对糖皮质激素的反应及耐受性、患者所患的基础疾病等选择合适的免疫抑制剂，常用的药物有环孢素、环磷酰胺、苯丁酸氮芥、硫唑嘌呤、甲氨蝶呤、麦考酚酸酯，抗肿瘤坏死因子抗体对一些顽固性非感染性巩膜炎可能有效。

三、表层巩膜炎

1. 表层巩膜炎的病因尚不完全清楚，可能与过敏、自身免疫反应有关，多种全身性自身免疫性疾病可合并表层巩膜炎，也提示此病是由免疫反应引起的。

2. 表层巩膜炎分为单纯性表层巩膜炎和结节性表层巩膜炎两种类型。

3. 单纯性表层巩膜炎

（1）多发生于30～40岁的女性。

（2）精神紧张、劳累、感冒、月经期易诱发。

（3）患者常自诉眼部不适、眼红、灼热感，少数患者有轻度肿胀。

（4）检查发现巩膜表层局限性血管充血，多位于睑裂部（图2-31-13），用10%新福林（去氧肾上腺素）滴眼液点眼可使充血消退。

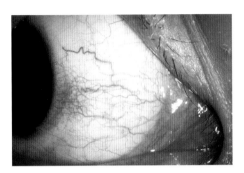

图2-31-13　表层巩膜炎患者的巩膜表层局限性血管充血

（5）可伴有表层巩膜组织水肿。

4. 结节性表层巩膜炎

（1）多见于成年女性。

（2）患者常诉有眼红、不适，可有轻度眼痛。

（3）检查发现睑裂区近角膜缘的充血性结节（图2-31-14），10% 肾上腺素滴眼液点眼可使充血消退。

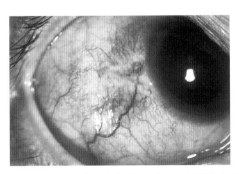

图2-31-14　结节性表层巩膜炎患者的睑裂区近角膜缘出现充血性结节

（4）炎症通常有自限性，但往往反复发作。

5. 诊断

（1）根据典型的临床表现诊断并不困难。

（2）对伴有的全身性疾病应该作相应检查以明确诊断。

6. 治疗

（1）表层巩膜炎是一种自限性疾病，一般不需要治疗。

（2）如患者有明显的症状，可给予非甾体抗炎药和 / 或糖皮质激素点眼治疗。

（3）根据中医辨证，给予中药治疗，可能有一定的治疗作用。

第三十二章
伪装综合征

一、概述

1. 伪装综合征是指能够引起葡萄膜炎临床表现但本质不是炎症的一类疾病。

2. 伪装综合征包括眼内肿瘤或全身肿瘤眼内转移所致的伪装综合征、退行性病变所致的伪装综合征、视网膜脱离所致伪装综合征和眼缺血性疾病所致的伪装综合征。本章主要讨论肿瘤所致的伪装综合征。

二、淋巴瘤所致伪装综合征

1. 淋巴瘤是一种影响免疫系统的恶性肿瘤，多见于老年人，偶尔可见于青壮年。

2. 淋巴瘤分为霍奇金病和系统性非霍奇金淋巴瘤，前者不易引起眼部病变，后者则易引起眼部病变。

3. 淋巴瘤所致的伪装综合征

（1）约 20% 原发性中枢神经系统淋巴瘤出现眼部受累，约 80% 的原发性眼内淋巴瘤最终引起中枢神经系统病变。

（2）男女发病比例相同，免疫功能受抑制者易于发生此病。

（3）多为双眼受累，但双眼受累往往不同步。

（4）患者多有视物模糊、眼前黑影、闪光感、视力进行性下降。

（5）检查多表现为玻璃体点状、团状或片状混浊，典型的眼底改变为视网膜内或视网膜下黄白色浸润病灶，边界模糊多位于视盘附近，也可位于其他任何部位（图 2-32-1）。可伴有出血。

（6）眼前段通常无反应或有轻度前房闪辉，少量前房细胞，偶尔可出现以前段受累为主的改变，表现为虹膜不规则肿胀（图 2-32-2）、前房细胞和虹膜后粘连。

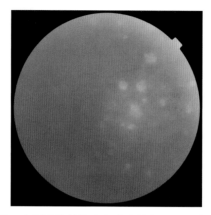

图 2-32-1　眼内淋巴瘤所致伪装综合征患者的视网膜内多发性白色浸润病灶

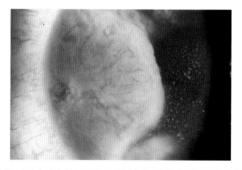

图 2-32-2　眼内淋巴瘤所致伪装综合征患者的虹膜不规则肿胀

（7）诊断

1）对糖皮质激素无反应的进行性玻璃体混浊、进展性眼底黄白色病变,应考虑到此病的可能性。

2）中枢神经系统磁共振检查有助于确定是否伴有中枢神经系统受累。

3）玻璃体液抽取或诊断性玻璃体切除术中抽取标本进行细胞学检查、IL-10/IL-6 检查、基因重排等检查对确定诊断有重要价值,细胞学和免疫细胞组织化学检查发现肿瘤细胞可确定诊断,IL-10/IL-6 比值大于 1,提示淋巴瘤的诊断,但不能确定诊断。

4）对高度怀疑眼内淋巴瘤的患者,可进行脉络膜视网膜组织活检,以明确诊断。

5）脑脊液检查对于判断中枢神经受累有重要价值。

6）FFA、ICGA、OCT、B超检查对诊断和鉴别诊断及治疗效果的判定有一定的帮助。

（8）此病应与梅毒性葡萄膜炎、中间葡萄膜炎、眼弓形虫病、Fuchs综合征、白点综合征、眼结核等相鉴别。

（9）对于中枢神经受累者,应给予放射治疗和甲氨蝶呤全身或局部用药。

（10）对眼内淋巴瘤,应给予玻璃体内注射甲氨蝶呤（400μg）治疗。

（11）早期诊断、及时治疗可改善患者的预后。

三、视网膜母细胞瘤所致的伪装综合征

1. 视网膜母细胞瘤是光感受器前体细胞的恶性肿瘤,是儿童常见的恶性肿瘤。

2. 视网膜母细胞瘤在世界各地均有发生,多发生于3岁以下。

3. 视网膜母细胞瘤可引起白瞳征,斜视,眼底圆形、椭圆形黄白色肿物,可伴有渗出性视网膜脱离、出血,玻璃体积血、混浊,晚期可致眼球突出、眼球活动受限,也可出现全身转移的表现。

4. 少部分视网膜母细胞瘤患者可引起伪装综合征,表现为睫状充血、羊脂状KP、前房漂浮物、虹膜后粘连、虹膜结节（图2-32-3）、虹膜新生血管、假性前房积脓等。

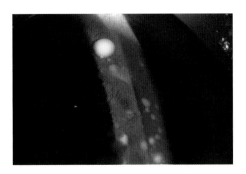

图2-32-3 视网膜母细胞瘤患者的虹膜结节

5. 诊断

（1）视网膜母细胞瘤的诊断主要根据典型的眼底改变。

（2）儿童的假性前房积脓伴有虹膜结节高度提示视网膜母细胞瘤所致的伪装综合征。

（3）UBM 和 B 超检查对判断视网膜母细胞瘤所致的眼前、后段改变有重要价值。

（4）CT 检查发现病变钙化,提示视网膜母细胞瘤的诊断。

（5）房水乳酸脱氢酶水平增高提示视网膜母细胞瘤的诊断。

（6）眼部组织活检可能造成肿瘤的转移,但对确定诊断非常重要。

6.治疗

（1）可根据视网膜母细胞瘤的大小、范围及位置确定治疗,常见的方法有光凝、冷冻、化学治疗、巩膜板放射治疗等。

（2）对于肿瘤大、无视力恢复希望的、且已侵犯视神经或引起继发性青光眼者,可考虑眼球摘除术。

四、白血病

1.白血病是造血干细胞的恶性肿瘤。

2.白血病分为淋巴细胞性白血病和髓细胞性白血病。

3.淋巴细胞性白血病和髓细胞性白血病均可引起伪装综合征。

4.白血病引起的眼部病变有多种,其中多见的是视网膜血管迂曲扩张、血管鞘、出血、Roth 斑、视网膜坏死、视网膜新生血管、浆液性视网膜脱离、脉络膜浸润病灶,眼底病变可伴有玻璃体混浊、白血病细胞浸润、视盘肿胀(图 2-32-4),少数患者可出现前葡萄膜炎,偶尔可引起前房积脓,也可出现疱疹病毒性前葡萄膜炎的表现。此外,尚可引起眼球突出、复视、眼球运动障碍、泪腺肿大、干燥性角膜结膜炎等。

5.诊断

（1）根据眼部病变的特征,进行外周血和骨髓检查,可以确定诊断。

（2）对高度怀疑白血病的患者行前房穿刺、玻璃体或脉络膜视网膜组织活检发现白血病细胞可以确定诊断。

（3）FFA、B 超、OCT 等检查对判定病变严重程度、治疗效果有重要价值。

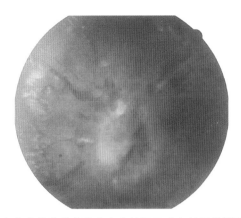

图 2-32-4　白血病伴发葡萄膜炎患者的视网膜血管迂曲扩张和视盘肿胀

6. 治疗

（1）应于血液科就诊治疗全身病变。

（2）眼部病变可根据情况给予放疗、玻璃体内注射甲氨蝶呤等治疗。